医療者のための
英語の書きかた・読みかた・訳しかた

著
田宮 聡
前平謙二

英語脳の体幹を鍛えるトレーニング

診断と治療社

序　文

　とてもユニークな本ができあがりました．

　ユニークな点の第1は，医療関係者と翻訳専門家との共著という点です．お互いに，自分の担当部分だけでなく本書全体を見渡しながら執筆したので，医学的内容についても翻訳のクォリティについても確認しあいながら作業を進めることができました．

　ユニークな第2の点は，内容です．第1部と第2部はそれぞれの担当者が単独で執筆しましたが，共通のテーマが2つあります．1つ目のテーマは，訳文の「体幹を鍛える」ということです．「○○を英語（日本語）で何というか」に終始するのではなく，意味の強弱やつながりを意識した訳文を書くことを重視しています．2つ目のテーマは，「読者の気持ちに沿う」ということです．これは，第1部の「読み手効果」「読者の労力」，第2部の「読者期待」「読者の負荷」といったキーワードに表されています．読者の気持ちに沿った訳文を書くことにより，その内容が正確に伝わりやすくなります．

　英文和訳についての第1部（田宮担当）は，英語の理解だけでなく訳文の日本語のクォリティを重視しています．本文にも書きましたように，「英文和訳のよし悪しは訳文の日本語で決まる」というのが著者の持論だからです．一応ひと通り訳すことはできるけれども，直訳っぽい硬い日本語からなかなか抜け出せない，という方のお役に立つと思います．

　和文英訳についての第2部（前平担当）も，単に日本語を英語にどう置き換えるかではなく，英文全体の構造に着目して，書き手の考えが読み手に伝わりやすくなるようなコツが満載です．一応文法的に正しい英文は書けるけれども，いかにも日本人っぽい英語からなかなか抜け出せない，という方のお役に立つと思います．

　練習問題も付しましたが，翻訳には正解が1つだけあるわけではありません．解答例よりももっと優れた訳がないか考えてみてください．

　著者が医師になった40年近く前と比べると，最近はインターネットやオンラインジャーナルの普及もあって，医学英語にふれる機会が格段に身近になったように感じます．日進月歩の医学的知見のコミュニケーションのために，本書が少しでも役立てば幸いです．

最後に，診断と治療社の小室裕太郎氏は本書企画時の担当で「生みの親」として，田邉栞氏はそれを引き継いで「育ての親」としてかかわってくださいました．お二人に感謝いたします．

2024 年 10 月

田宮　聡

CONTENTS

序文 ii

第1部　英語 ➡ 日本語　　田宮　聡

Introduction　翻訳についての基本的な考えかた 002

Chapter 1　より正確な訳文へ　　010

1 直訳に気をつける 010
　　練習問題 013
2 原文の語句の品詞に気をつける 013
　1 品詞は何？ 013
　　　Column　1　significant は重要だ？ 015
　2 代名詞 016
　3 関係代名詞 018
　　練習問題 021
3 原文の動詞の活用に気をつける 022
　1 仮定法 022
　　　Column　2　変幻自在の should 024
　2 過去完了形 026
　3 時制の一致 027
　　練習問題 029
4 原文の語句と語句の関係に気をつける 030
　1 修飾語と被修飾語 030
　　　Column　3　有効性と有用性 031
　2 否定表現 032
　3 語句の省略 035

- Column　4　訳しにくい語（1）：challenge ･････ 036
- 練習問題 ･････ 037
- **5** 原文の問題に気をつける ･････ 037
- **6** どうしてもわからないとき ･････ 041
- 練習問題解答例 ･････ 043

chapter 2　より自然な訳文へ　046

1 文法の違い ･････ 046
- **1** 不可算名詞 ･････ 047
  - Column　5　コピー？ ･････ 049
- **2** 複数形 ･････ 050
  - Column　6　ティーンエイジャー ･････ 052
- **3** 代名詞の性 ･････ 053
  - Column　7　i.e. と e.g. ･････ 055
- **4** 主語を訳す？　訳さない？ ･････ 056
  - Column　8　aggressive ･････ 058

2 表現の違い ･････ 050
- **1** 日本流に変換する ･････ 059
  - Column　9　医療用語 ･････ 060
- **2** 主語は人？ ･････ 062
  - Column　10　訳しにくい語（2）：entail ･････ 064
- **3** 受動態？　能動態？ ･････ 065
  - Column　11　work with ･････ 068
- **4** 名詞より動詞で訳す ･････ 068
- **5** 前置詞＋名詞＝？ ･････ 071
  - Column　12　assent と consent ･････ 072
- **6** 代名詞はそのまま？ ･････ 073
  - Column　13　incidence, prevalence, rate ･････ 075
- **7** どの語句を否定する？ ･････ 076
- **8** 二重否定 ･････ 077

- Column 14 訳しにくい語（3）：manage ... 079
- **9** 使役用法と再帰用法 ... 079
  - Column 15 訳しにくい語（4）：engage ... 082
- **3** 意味の強弱 ... 083
  - **1** be described as, be reported to be ... 084
  - **2** as well as, along with ... 085
  - **3** one of ～ ... 086
  - **4** one or more of ～ ... 087
  - 練習問題 ... 088
  - Column 16 以上？ 以下？ 未満？ ... 089
  - 練習問題解答例 ... 092

Chapter 3 よりわかりやすい訳文へ　094

- **1** 訳文のつながりに気をつける ... 094
  - **1** 語句と語句の距離 ... 094
  - **2** 語句と語句の一致 ... 096
    - Column 17 訳しにくい語（5）：acknowledge ... 098
  - **3** 修飾語と被修飾語 ... 099
  - **4** 語順の変更 ... 101
    - Column 18 英国の learning disability ... 104
  - **5** 文と文のつながり ... 104
- **2** 訳文の言い回しに気をつける ... 106
  - **1** 曖昧さの排除 ... 106
    - Column 19 puberty と adolescence ... 108
  - **2** ニュアンスの訳出 ... 109
    - Column 20 You may (might) want to ... 112
- **3** 日本人にわかるように気をつける ... 113
  - 練習問題 ... 114
  - Column 21 訳さない翻訳 ... 115
  - 練習問題解答例 ... 116

Chapter 4 より読みやすい訳文へ　　119

1 訳文のリズムに気をつける　120
- 1 同語や同音の繰り返し　120
- 2 言い回しの統一　122
  - Column 22 「たり」　123
- 3 括　弧　124
  - Column 23 apparent（ly）　125
- 4 訳　注　127

2 訳文の視覚情報に気をつける　129
- 1 中　点　129
- 2 読　点　130
- 3 句　点　132
- 4 コロン（：）やセミコロン（；）　136
- 5 スラッシュ（/）　139
- 6 強調字体　141

3 原文の固有名詞に気をつける　143
- 1 人　名　143
- 2 薬品名　143
- 3 書　名　144

4 訳文の硬さに気をつける　144

5 訳文の統一に気をつける　148

Chapter 5 訳し終わったら　　150

1 最終チェック　150
2 訳者解説　150
3 やっと完成　151

第2部 日本語 ➡ 英語　前平謙二

文献一覧 ……………………………………………………………………………………… 154

Introduction ▶▶ Chapter 1〜3　思考を"可視化"する①
日本人的思考 vs 西洋人的思考 ……………………………………… 156

Chapter 1　意味の強弱
―英文のセンテンス構成要素の強弱　　162

1. 意味の強弱と強調のヒエラルキー …………………………………………… 162
2. Nominalization（名詞化）を避ける ………………………………………… 170
3. 文末での強調 …………………………………………………………………… 172
4. 既知の情報と新規の情報 ……………………………………………………… 175
   1. since の役割 ……………………………………………………………… 175
   2. because の役割 ………………………………………………………… 176
   - 練習問題 ……………………………………………………………………… 178
5. その他の強調のテクニック …………………………………………………… 178
   1. 倒置（inversion） ……………………………………………………… 178
   2. 分離（isolation） ……………………………………………………… 179
6. まとめ …………………………………………………………………………… 181
   - 練習問題解答例 ……………………………………………………………… 181

Chapter 2　センテンスの強調構造パターン
―9つの基本文型　　183

1. loose sentence：散列型センテンス ………………………………………… 183
2. cumulative sentence：累積型センテンス ………………………………… 184
3. periodic sentence：掉尾型センテンス …………………………………… 186
   - **Column** loose sentence と periodic sentence の特徴 …………… 187
4. balanced sentence：バランス型センテンス ……………………………… 189
5. segregating sentence：分離型センテンス ……………………………… 191

- 6 freight-train sentence：連結型センテンス ･･････････････････････････････ 192
- 7 triadic sentence：トライアドセンテンス ･･････････････････････････････ 193
- 8 parallel sentence：並列型センテンス ･･････････････････････････････ 194
- 9 convoluted sentence：主節分割型センテンス ･･････････････････････････ 197

Chapter 3　英作文 まずはこのルールから： reader expectation（読者期待） 200

- 1 ルール1　主語は情報の起点．主語の導入を遅らせない ････････････････ 201
- 2 ルール2　文末はセンテンスの着地点 ･･････････････････････････････ 204
- 3 ルール3　文末焦点 ･･ 205
- 4 ルール4　センテンスは文頭と文末が重要 ･･･････････････････････････ 208
- 5 ルール5　センテンスは文頭よりも文末が重要 ･･･････････････････････ 209
- 6 ルール6　ワンセンテンスワンメッセージの原則を正しく理解する ･･･････ 211
- 7 ルール7　情報は既知の情報から新規の情報に流れるほうがわかりやすい ･･ 212
- 8 ルール8　情報は時系列に配置する ････････････････････････････････ 213
- 9 ルール9　パラレル構造を効果的に使う ････････････････････････････ 215
  - 1 相関接続詞を使った例 ････････････････････････････････････ 215
  - 2 単語の形態をそろえて並置した例 ･･････････････････････････ 216
  - 3 語句の構造をそろえて並置した例 ･･････････････････････････ 216
  - 4 節の形態をそろえて並置した例 ････････････････････････････ 217
  - 5 並置される要素を時系列や重要度の順で並べた例 ･････････････ 217

Introduction ▶▶Chapter 4〜7
思考を"可視化"する②
読者期待に沿う英文センテンス構造 ････････････････････････ 220

Chapter 4　英文情報配列 11 のパターン 226

- 1 cause ➡ effect ･･ 226
- 2 chronological order（past ➡ present） ･･････････････････････････ 228

- 3 negative ➡ positive ... 229
- 4 put shorter adjectives first ... 231
- 5 avoid front-loaded sentences ... 232
- 6 emphasis at the beginning or at the end ... 234
- 7 inverting word order ... 236
- 8 old information ➡ new information ... 238
- 9 use passive voice for emphasis ... 240
  - 1 能動態で行為者を，受動態で受動者を強調する ... 240
  - 2 客観性をもたせるために受動態を用いる ... 240
- 10 simple ideas first ... 241
- 11 express core message in S and V ... 243

Chapter 5 使いかたが紛らわしい語句・表現　　246

- 1 due to 〜：が原因で，〜ので　because of とどう違うのか？ ... 246
  - 練習問題 ... 248
- 2 compared with 〜，compared to 〜　"〜と比較して" ... 248
  - 1 compared with か，compared to か ... 248
  - 2 compared 〜を名詞の直後に置かない ... 250
  - 3 absolute statement は比較できない ... 251
  - 4 compared 〜は主節の主語を修飾する ... 252
  - 練習問題 ... 253
- 3 by で手段を表せるか？　〜を使って ... 254
- 4 using, with で手段を表す　〜を使って ... 256
  - 練習問題 ... 257
- 5 based on 〜は副詞句ではない　〜に基づいて ... 258
  - 練習問題 ... 259
- 6 statistically significant　"有意な" の誤用 ... 260
- 7 initiate, commence, start, begin　開始する ... 261
- 8 use, utilize, employ　使う ... 263
- 9 perform, carry out, execute　実行する ... 264

10	administer, give, inject　投与する	266
11	case, patient　"例"は症例か患者か？	267
12	"目的"は purpose か aim か goal か？　〜の目的	269
13	as for 〜　〜に関しては	272
14	such as　〜など	274

  1　such as と for example の違いについて　274
  2　such as と including の違いについて　274
  3　such as の制限的用法と非制限的用法について　275

| 15 | therefore と thus と hence の使い分け　〜したがって | 276 |

  1　hence の基本的意味　276
  2　thus の基本的意味　277
  3　therefore の基本的意味　277
   練習問題解答例　279

Chapter 6　よりシンプルな言葉を使う　281

1	ameliorate よりも improve や reduce を使う	282
2	alleviate よりも reduce や relieve を使う	282
	練習問題	283
3	exacerbate よりも worsen を使う	283
4	aggravate よりも worsen を使う	284
5	manifest よりも show, present, occur などを使う	285
6	hemorrhage よりも bleeding を使う	287
7	demonstrate よりも show を使う	288
8	exhibit よりも show を使う	288
9	experience よりも show や have を使う	289
10	evaluate よりも examine や measure を使う	290
11	reveal よりも show を使う	291
12	remain to be elucidated よりも remain unknown を使う	292
13	controversial よりも debatable や uncertain を使う	293
14	approximately よりも about や almost を使う	294

xi

15	following よりも after を使う	294
16	prior to よりも before を使う	295
17	last years か past years か？	296
18	if よりも whether を使う	297
19	with respect to よりも about や over を使う	297
20	comprise か consist of か？	298

練習問題解答例 ……………………………………… 300

Chapter 7　情報を整理する　301

- 1 ヒント1：句読点の使いかた …………………………… 301
  - 1 セミコロンについて ……………………………… 301
  - 2 コロンについて …………………………………… 304
  - 3 ハイフンについて ………………………………… 304
  - 4 ダッシュについて ………………………………… 305
- 2 ヒント2：センテンスの長さに変化をつける ………… 307
- 3 ヒント3：能動態と受動態の使い分け ………………… 309
- 4 ヒント4：and の多用を避ける ………………………… 311
- 5 ヒント5：「〜がある，存在する」を there is/are で表現しない …… 313
- 6 ヒント6：関係詞 which と that の使い分け ………… 314
- 7 ヒント7：which で情報をつないで曖昧で長いセンテンスをつくらない ……………………………………… 316
- 8 ヒント8：先行詞と関係詞を離さない ………………… 317
- 9 ヒント9：現在完了は現在時制の表現型の1つ ……… 318
- 10 ヒント10：論文の各パートでの時制の使いかた …… 319

おわりに ……………………………………………………… 322

著者略歴 ……………………………………………………… 325

第1部

英語 ➡ 日本語

第1部
Introduction 翻訳についての基本的な考えかた

1 ▶ "Good morning." を訳せますか？

"Good morning." を正しく訳せる人なら翻訳はできる，というのが著者の持論です．これについてまずご説明します．

"Good morning." を翻訳してくださいといわれれば，本書を手にされる方なら，おそらく10人中10人が，「おはよう（ございます）」と訳すでしょう．もちろん，正解です．でも，この英文をそのように訳すのはなぜか，考えてみたことがありますか？

よく考えてみると，good（＝よい）と morning（＝朝）という2つの英単語をつなげたこの英文をどう眺めても，「おはよう」という4文字の日本語にはたどり着きません．つまり，"Good morning." という言葉に「おはよう」という意味があるからそう訳すのではないのです．ではなぜか．それは，**英語話者が "Good morning." という場面で，日本語話者は「おはよう」というから**です．

❗ 基本ルール

英文和訳とは，英文の内容を日本語で説明することである．

翻訳とは，このように「英語が話されているその状況で，日本語話者なら何というか」，または，「英語で説明されているその内容を，日本語で説明するとどうなるか」を伝えることであり，決して「英語を日本語に直すこと」ではないと著者は考えています．

これは，通訳をイメージしていただくとわかりやすいのではないでしょうか．通訳者は決して，外国の方が話している言葉を逐語的に訳したりはしません．「この方が話されているのはこんな内容です」と伝えるのが通訳者の仕事です．翻訳も，それと同じだと思います．

こう考えれば，英単語一つひとつを日本語に置き換えていくのではなく，英語の1文や1段落に書いてあることを日本語で説明する，というイメージを理

解していただけると思います．極端なことをいえば，本1冊全体，または論文1本全体に書いてあることを日本語で説明する，と思えばよいのです．そうすれば，絶対，直訳調の読みにくい訳文にはならないはずです．「英語を日本語に直す」のではなく，「内容を日本語で説明する」のですから．翻訳の本質であるこの点が"Good morning."の翻訳に凝縮されていると考えるので，著者は，冒頭で述べたような持論をもっています．

しかし，多くの人が，"Good morning."ならそれをできるのに，ちょっとややこしい長文に出くわすと，いきなり，英単語1つずつを置き換える作業に頼ってしまうのです．これは結局，その英文の意味をしっかりと理解できていないからではないでしょうか．きちんと理解できていれば，それを自分の言葉（＝日本語）で説明するのはそうむずかしくはないはずです．

2 ▶ よりよい翻訳のために

著者の考えでは，「正確」かつ「自然」で「わかりやすく」，しかも「読みやすい」のがよい翻訳です．

 基本ルール

英文を正確に理解する．

Dr. Welsh **drags his heels** and takes breaks all the time.
✘ ウェルシュ先生はかかとを引きずって，休憩ばかりしている．
○ ウェルシュ先生はやるべきことを先延ばしにして，休憩ばかりしている．

---

drag も heel も意味がわかるからといってそのまま訳すと，とんでもない誤訳をしてしまいます．**drag one's heels** はイディオムであって，足を怪我したから休憩しているわけではありません．このように，まずは英文を**正確**に理解することが必要です．

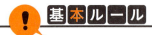

自然な訳文を目指す．

> **This technique may offer** a chance to establish a good therapeutic connection.
> △ この技法は，よい治療関係を確立する機会を提供する．

　この訳文が少々ぎこちない理由は，「技法」という主語を擬人化して「提供する」という表現をしていることです．意味は伝わらなくはありませんが，日本語としては不自然な印象を受けます．これは，offer を，辞書に載っている訳語で機械的に日本語に置き換えた結果です．

> ○ この技法によって，よい治療関係を確立することができる．

このほうが，**自然**だと思いませんか？（**Chapter 2「主語は人？」** p.62 参照）

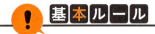

わかりやすい訳文を目指す．

> **My memory of the incident** is unclear.
> △ 私のその出来事の記憶ははっきりしない．

　訳文として間違っているわけではありませんが，英語の of を含むフレーズは日本語に訳すと語順が変わるので，「私のその出来事」と続くと「私の」が何を修飾するのかが曖昧になってしまいます．

> ○ その出来事に関する私の記憶ははっきりしない．

こういうふうに語順を変えるだけで，より**わかりやすい**訳文になります．(**Chapter 3**「**修飾語と被修飾語**」p.99 参照)．

 基本ルール

読みやすい訳文を目指す．

> The physician asked the patient to lie down and to take a deep breath.
> △ 医師は患者に横になって<u>もらい</u>，深呼吸をして<u>もらった</u>．

同じような言い回しが繰り返されると，読んでいてどことなく引っかかってしまいませんか？

> ○ 医師患者に横になるように指示し，深呼吸をして<u>もらった</u>．

このほうが**読みやすい**と感じるのではないでしょうか（**Chapter 4**「**同語や同音の繰り返し**」p.120 参照）．

第1部では，このような考えかたを基本にして，医学文献を「正確に」，「自然に」，「わかりやすく」，そして「読みやすく」翻訳するコツについてご紹介していきます．なお，**第1部**では英文和訳に限定して話を進めますが，何語を何語に翻訳する場合でも基本的な考えかたは変わらないはずです．ここでは，「英語を日本語に直す」タイプの翻訳を「**置換型翻訳**」とよび，「英語で書いてあることを日本語で説明する」タイプの翻訳を「**説明型翻訳**」とよぶことにします．

次に進む前に一言お断りしておきますが，置換型翻訳，つまりいわゆる直訳が絶対にいけないわけではありません．特に英語を習得中の人は，まずは直訳ができるようになる必要があります．正確な直訳をするには構文の理解が欠かせないからです．英語習得が不十分な段階で説明型翻訳をしようとすると，何となくわかったことを何となく訳すようないい加減な感じになってしまいかねません．また，英語を十分に習得した人でも，構文がわかりにくい英文を十分理解しないまま説明型翻訳をしようとすると不正確な訳になってしまいます．ですから，みなさんが翻訳をする際にむずかしい英文に出くわしたら，まずは置換型翻訳をして

内容を正確にイメージしてください．そしてその理解できたイメージを，説明型翻訳で表現するのです．このように，置換型翻訳が必要になることもあります．
第1部で説明型翻訳を重視するのは，英語文献の翻訳を志すような人はすでに英語を十分に習得しているであろうという前提のもとに執筆しているからです．

3 ▶ 原文は徹底的に理解するべき―リサーチ力

以上のような基本的な考えかたをもとに英文和訳を進めるわけですが，そのためには，2つの「力」が必要になります．その第1が，「**リサーチ力**」です．

前述したように，「英語で書いてあることを日本語で説明する」説明型翻訳のためには，当然，そこに英語で書いてあることを理解できなければ始まりません．

英文そのものを理解することにとどまらず，その内容についてもできるだけ理解する．

第1部は医学文献を翻訳しようとしている医療関係者向けに書かれています．ですから，原文の内容がまったくわからないということはおそらくないでしょう．この点は，同じ医学文献を医療関係者ではなく語学専門家が翻訳する場合との違いで，大きなメリットになりえます．このメリットがあるからこそ，著者自身も今まで医学文献の英文和訳を手がけてきました．今後も多くの医療関係者が英文和訳に取り組むことを望んでいますし，まさにそのために執筆しました．

しかしそれでも，細かい部分では専門外の内容が出てきたり，英語そのものの理解に困難が生じたりすることはあるでしょう．専門外の内容がむずかしい場合は，わかるまで参考書やインターネットなどで調べる必要があります．著者は，必要があれば，翻訳している原書にあげられている引用文献の資料や元論文も参照します．英語理解がむずかしいのは，医師自身が語学専門家でないことのデメリットともいえます．「だいたいこんな感じ」と訳してしまうのではなく，辞書を徹底的に調べたり，場合によっては語学専門家やネイティブに助言を求めたりして，正確な理解を心がけたいものです．

原文を部分的に読んでもよくわからない箇所が，ほかの部分も読んで初めて理解できることもあります．ですから，**できるだけ原文を一度全部読んでから翻訳に取りかかる**べきです．

　プロの音楽家は，誰かの演奏を聞けば，その人が曲の構造や和声進行をきちんと理解したうえで演奏しているかどうかがわかるそうです．翻訳も同じです．訳文を読めば，訳者が原文の文法構造や内容をしっかり理解して訳しているかどうかがわかります．

4 ▶ 訳文は一読して理解できるべき－日本語力

　英文和訳のために，リサーチ力と並んで必要な第2の力は「**日本語力**」です．何度もいうように，説明型翻訳では「英語で書いてあることを日本語で説明する」のですから，それ相応の日本語力が必要になります．

基本ルール

読者の労力をできるだけ少なくするような訳文を目指す．

　正しく訳せていたとしてもその訳文がわかりにくければ，そのわかりにくい日本語をわかりやすい日本語に「翻訳」する労力が読者に課せられてしまいます．これでは英文を翻訳したことにはなりません．何より，わかりにくい訳文の羅列では読者が読み進めるのが嫌になってしまいます．

　著者の専門は児童精神医学ですが，日頃の診療で，自閉スペクトラム症の子どもや大人と接しています．自閉スペクトラム症の特徴の1つは対人コミュニケーションのむずかしさで，相手にわかるように説明することが苦手です．自分の立場からの一方的な説明に終始してしまい，相手の立場を考えて伝わりやすいように説明するという視点が欠けてしまうのです．こういう場合，自閉スペクトラム症をもつ子どもや大人の説明を聞き手が**一生**懸命「解釈」して，何とか会話が成り立つ（あるいは成り立っているようにみえる）ことがあります．これを，「**聞き手効果**」とよびます．英文和訳も，読者の解釈に頼った「**読み手効果**」を必要とするようでは，よい訳文とはいえません．

ここまで英文和訳にはリサーチ力と日本語力が必要であることを述べてきましたが，「英語力はいらないのか？」と思われるかもしれません．英語力は当然必要です．英語を翻訳しようというのですから，十分な英語力が要求されることはいうまでもありません．英語力は翻訳に必要なことというよりもむしろ当然の「前提」なのでここではふれなかっただけです．言葉を変えていえば，**英文和訳をする際にまず重要なのは英語力，そのうえで翻訳の良し悪しを左右するのがリサーチ力と日本語力**，というわけです．

　ちなみに，医療文献の英文和訳に際して，近年は機械翻訳が活用されることも多くなっています．その場合，英語から日本語への変換は AI（人工知能）がすることになるので，人間，つまり翻訳者の仕事は，日本語訳のチェックがメインになります．もちろん，必要に応じて原文との照合は欠かせないのですが，今後機械翻訳の精度が高まれば，原文との照合はほとんど必要なくなるかもしれません．しかしその場合でも，訳文のチェックは翻訳者が担うので，翻訳者の英語力よりも日本語力のほうがより問われることになります．そう考えれば，本書第 1 部の内容は時宜を得たものであり，今後ますます重要性を増すと思われます．

5 ▶第 1 部について

　著者はこれまで，訳者として単行本を翻訳したり，監訳者としてほかの医療関係者と一緒に翻訳したりする経験を重ねてきました．そのなかで，医療関係者にとってわかりにくい点や間違いやすい点がみえてきたので，それをこういうかたちでまとめることにしたのです．したがって，実践に即した，すぐ活用できる内容になっています．ただその一方，系統的，網羅的な内容ではありません．翻訳のより理論的な解説については，一般の翻訳指南書をご参照ください．また，読者の多くは出版のための翻訳を念頭に置いておられると思いますが，本書では，出版企画書の作成や版権の取得といった，翻訳出版の実務的な面にはふれません．

　Chapter 1「より正確な訳文へ」では，原文を正確に理解することの重要性について述べます．ここでものをいうのは，訳者の英語力とリサーチ力です．**Chapter 2「より自然な訳文へ」**，**Chapter 3「よりわかりやすい訳文へ」**，**Chapter 4「より読みやすい訳文へ」**では，訳文を推敲してそのクォリティを高めていきます．ここでは，訳者の日本語力が重要になります．

　第 1 部の英語例文は，実例に基づいた創作のほか，下記の文献から引用しま

した．

1) Brady KT, et al.（eds）: The American Psychiatric Association Publishing Textbook of Substance Use Disorder Treatment. 6th ed, American Psychiatric Association Publishing, 2021
2) Martin A, et al.（eds）: Lewis's Child and Adolescent Psychiatry: A Comprehensive Textbook. 5th ed, Wolters Kluwer, 2017

　これらを選んだのは，著者の手元にある未邦訳の英語文献で，いずれもテキストブックなので文章がしっかり吟味されているであろうと考えたからです．これからの引用文は，1)を（SUD），2)を（Lewis）としてページ数とともに記しました．何も記していない例文は著者の創作です．著者が精神科医であるため，精神医学や心理学関連の例文が多くなってしまいましたが，翻訳に関して述べられていることは，もちろん英文和訳全般にあてはまります．

　複数の訳文を比較検討する際，各訳文の文頭に筆者の主観で評価を付しました．✖は原文の理解が間違っている誤訳，△は誤訳ではないが不自然な訳またはわかりにくい訳，◯は好ましい訳です．

　最後に，第1部執筆にあたって下記のテキストが非常に参考になりましたので，付記しておきます．

参考文献

- 村田勇三郎，他：英語の文法．大修館書店，1996
- Dornan EA, et al.: The Brief English Handbook: A Guide to Writing, Thinking, Grammar, and Research. 7th ed, Pearson Longman, 2004

第1部 ♦ 英語➡日本語

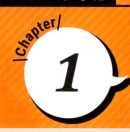

より正確な訳文へ

Key Point

英文を翻訳するには，その英文を正しく理解することが大前提です．そのためには英語力とリサーチ力が物をいいます．本章では英文理解の注意点について述べます．

1 » 直訳に気をつける

著者の経験では，訳者が原文を十分理解できていないときに，その訳文が直訳っぽくなってしまうことが多いようです．**Introduction**で述べたように，原文を理解していればそれを日本語で説明することはさほどむずかしくないのですが，原文を理解できなければ，原文の英単語一つひとつを日本語に置き換える置換型翻訳に頼ってしまうのです．

❗ 基本ルール

原文を理解できるまで，わからない箇所を徹底的に調べる．

置換型翻訳を避けるためには，これしかありません．前述のリサーチ力が問われるところです．

まず，英語自体にわからないところがあれば，当然のことながら辞書などで調べます．このとき，英英辞書と英和辞書の両方を活用できればベストです．調べている英語の概念やイメージをつかむためには英英辞書，その概念やイメージを的確に表す日本語をみつけるには英和辞書が便利です．英和辞書は，訳語の候

補や例文ができるだけ豊富なものを使いましょう．少々面倒でも，訳語の候補にはすべて目を通したほうが，ぴったりした訳語に出会える確率が上がります．著者のおすすめは，インターネット上で使用できる Weblio 辞書（https://ejje.weblio.jp/）です．

> These large samples are often **crude** tools when phenotype is concerned. (SUD, p.20)

　この例文の crude にどんな訳語があるか Weblio 辞書で調べてみると，最初にあげられていたのが，「天然のままの」「加工していない」「粗製の」「未熟な」「未完成の」「生硬な」「雑な作りの」「ぞんざいな」「優雅さを欠いた」「粗野な」でした．この文の crude は tools を修飾しており，これは何かの研究に用いるデータを指すようです．とすると，「未熟な」「未完成の」「ぞんざいな」「優雅さを欠いた」などは，データを形容する表現としてはふさわしくないように思えます．「天然のままの」や「粗野な」もちょっと違う感じがします．著者はこのなかから，「粗製の」を選びました（**Chapter 4**「句点」p.132 参照）．このように，できるだけ多くの訳語候補のなかから文脈に最もふさわしいものを選ぶ作業は，慣れてくると楽しいものです．

　ふさわしい訳語が辞書になければ自分で考えるしかありませんが，そのためには，その単語の中核的な意味をイメージできなければいけません．こういうときには英英辞書が役立ちます．また，Weblio 辞書にも，「コア」な意味が記載されている項目があります．こうして自分で考えるのであれ英和辞書の候補のなかから選ぶのであれ，自分のイメージにぴったりの訳語がみつかると本当にうれしくなります．

 基本ルール

熟語やイディオムなど複数の単語のまとまりで調べる．

　英英辞書を使う場合でも英和辞書を使う場合でも，コツは，英単語一つひとつを調べるのではなく，まとまりで調べることです．複数単語のまとまりの意味

が，各単語の意味をつなぎあわせたものとはまったく違うものになることがあるからです．たとえば，次の言葉は3語をひとまとまりとして調べないと，まったく意味の通らないものになってしまいます．

> Express written permission
> ✖ 至急の書面上の許可
> ⭕ 書面による明示的許諾

この3語は，ひとまとまりの熟語として辞書に載っています．

> For example, children are often given laxatives to ensure regular, pain-free **bowel movements** and are then rewarded for having a **movement** in the toilet. (Lewis, p.781)
> ✖ 例として，子どもに下剤を投与して規則的に痛みなく腸の運動をできるようにして，トイレで運動できたときにはご褒美を与えることも多い．
> ⭕ 例として，子どもに下剤を投与して規則的に痛みなく排便できるようにして，トイレで排便できたときにはご褒美を与えることも多い．

bowel movement は直訳すると確かに「腸の運動」になりますが，この例文にあるように「排便」を意味します．米国の医療現場でも使用されています．著者は以前，ある訳書が「腸の運動」と訳したまま出版されているのをみて驚いたことがあります．

　原書の内容が訳者の専門外のことであれば，英文をおおむね理解したからといってその内容をきちんとわかっていないこともあります．こういうときは，インターネットの検索機能や参考文献を利用して，内容自体についての理解を深める必要があります．

> **Corrective experiences** are necessary to recover from childhood adversities.
> ✖ 小児期の逆境体験から立ち直るためには，体験を修正することが必要である．
> ⭕ 小児期の逆境体験から立ち直るためには，それまでのつらい対人関係を

修復するような新たな体験が必要である．

　ここでは，**corrective emotional experience**（修正情動体験）という精神医学的概念が原著者の念頭にあるのです．これは，より好ましい対人関係を新たに経験することによって，好ましくない過去の経験が「修正」されるという概念です．ですから，これを知らずに **corrective experiences** を置換型翻訳で訳そうとしても，わかったようなわからないような訳文になってしまいます．

練習問題

1： The nurse looked in on the new patient to make sure she was asleep.

2： The perfect storm for positioning the field of child and adolescent psychiatry to the forefront of health care system is upon us.（Lewis, p.226）

解答例は章末（p.43）参照

　以下に，英文を正しく理解するうえで重要な点をあげてみます．

2 » 原文の語句の品詞に気をつける

　英語には，冠詞や前置詞など，日本語にない品詞があります．英単語の品詞が何かなんて，学校で英語の試験のときくらいしか意識したことがない人は決して少なくないのではないでしょうか．しかしこの品詞が，英文を理解するうえで意外に大切なのです．

1　品詞は何？

　品詞を取り違えると意味も違ってくることがあります．そして品詞を正しく理解するためには，構文もきちんと把握する必要があります．

> He was successful in **meeting** these goals.
> ✘ 彼は，この目標のための面接に成功した．
> ⭕ 彼は，この目標を達成することに成功した．

　この例では，**meeting** を名詞と解して「面接」と誤訳しています．しかし，meeting には冠詞も複数形の -s もついていません．ここは，「達成する」という動詞の動名詞形と解釈し，these goals がその目的語であると理解するべきです．このように，品詞がわからなければ文の構文もわかりません．文中の様々な構成要素になりうる品詞は決まっているからです．上記の例文の場合，meeting を「面接」と解してしまうと，these goals がこの文のなかで果たす役割がわからなくなり，構文が不明です．

英単語の品詞を常に意識する．

> Clinically **significant** anxiety had improved.
> ✘ 不安が改善したことが，臨床的に重要であった．
> ⭕ 臨床的介入が必要なレベルの不安が改善した．

　例文の **significant** は形容詞として anxiety を修飾しています．したがって，「臨床的に重要な不安」すなわち「臨床的介入が必要なレベルの不安」となります．significant を副詞（significantly）と混同して「臨床的に重要なことに…」と解してしまったのが✘の訳文です（**Column 1** 参照）．
　また，同じ単語が複数の意味をもち，異なる意味で異なる品詞となることもあります．

> A **sound** prescribing practice entails obtaining informed consent from patients. (SUD, p.803 より一部改変)
> ✘ 音声による処方に必要なのは，患者からインフォームドコンセントを得ることである．

- 処方を的確に行うために必要なのは，患者からインフォームドコンセントを得ることである．

sound は，名詞であれば「音（声）」，形容詞であれば「的確な」といった全く違う意味になります．

可算名詞と不可算名詞は，同じ名詞でも文法上の性質に違いがあります．たとえば，修飾する形容詞が変わることがあります．

In much applied **research** participants are already in groups such as clinics. (Lewis, p.163 より一部改変)
- ✗ 非常に応用された研究において，参加者はすでに，クリニック等の集団に所属している．
- 多くの応用研究において，参加者はすでに，クリニック等の集団に所属している．

不可算名詞の規模が大きい場合，many でなく much が使われるので，この例文の much が applied を修飾するのか不可算名詞 research を修飾するのかは文脈で判断する必要があります．当然，**research** が不可算名詞であることを知っていないとこの判断はできません．

Column 1　significant は重要だ？

医学関連文献では，significant（名詞形は significance）という語は様々な意味でよく使われます．

基本的な意味の1つは **「重要な」** です．

Substance use is a **significant** public health problem worldwide. (SUD, p.535)
- 物質使用は，世界中の公衆衛生にとって重要な問題である．

統計学的解析の文脈では，「**（統計学的に）有意な**」の意味で使われる

ことはご存じのとおりです．この場合の significant には「重要な」という意味はありません．

> A common misinterpretation is to assume that statistically **significant** results are practically or clinically important, but statistical **significance** is not the same as practical **significance** or importance. (Lewis, p.170)
> - 統計的有意差がみられた結果は実用的にも臨床的にも重要であると考えてしまうのはよくある誤解だが，統計的有意差は実用的な意義や重要性を意味するわけではない．

程度が著しいことを意味することもあります．

> Some populations of sexual minorities have had **significant** struggles with respect to stigmatization. (Lewis, p.141)
> - 性的少数者の一部には，スティグマを巡ってかなりの苦しみを味わってきた者もいる．

症例の病歴では，何らかの所見があることを意味します．

> Her history was also **significant** for recreational marijuana use and a complex partial seizure disorder. (Lewis, p.920)
> - 彼女の病歴については，嗜好品としての大麻使用と複雑部分発作を認めた．

2 代名詞

　英文の代名詞が何を指すのかがわかりにくいことは珍しくありません．代名詞が単数（it, its など）か複数（they, them, their など）かということや，人の場合は男性（he, his, him など）か女性（she, her など）かということが手がかりになります．

> Assessments of the trauma and **its** consequences are important.
> ✘ トラウマの評価と<u>その</u>評価結果が重要である．
> ⭕ トラウマと<u>その</u>結果の評価が重要である．

　この場合，**its** と単数なので複数形の Assessments を指すと解するのは明らかに誤りで，trauma を指すと解するべきです．ただし，この Assessments が An assessment と単数であればどちらとも解釈できるので，文脈から判断するしかありません．なおこの例文は，Assessments of が the trauma だけにかかるのか the trauma and its consequences にかかるのかという，修飾語と被修飾語との関係の問題（後出「**修飾語と被修飾語**」p.30 参照）にも関連しています．

 基本ルール

　該当しそうな単語が複数ある場合には，代名詞の直前のものを指すと解釈する．

> These boundaries assist the children in managing **their** own impulses because parents no longer have the unquestioned authority **they** once enjoyed. (Lewis, p.9)
> ✘ 両親は<u>子どもが</u>かつてもっていた絶対的権限をもはやもたないので，このような限界設定が<u>子どもの</u>衝動制御の助けになる．
> ⭕ 両親は<u>（彼らが）</u>かつてもっていた絶対的権限をもはやもたないので，このような限界設定が<u>子どもの</u>衝動制御の助けになる．

　この原文では，前半の **their** と後半の **they** は，それぞれ直前にある children と parents を指します．同じ複数形の代名詞だからといって同じものを指すわけではありません．
　ただし，代名詞が直前の名詞を指さないこともあるので注意が必要です．

> Family development as a dynamic phenomenon is particularly hard to fathom because clinicians tend to encounter families at but one nodal point in time, denying **them** a critical longitudinal perspective. (Lewis, p.3)
>
> ✘ 家族関係の展開という動的な現象を窺い知ることは，特に困難である．というのは，臨床家と家族はただ一度の節目で出会うのみであり，重要な長期的視点を家族がもつことができないからである．
>
> ◎ 家族関係の展開という動的な現象を窺い知ることは，特に困難である．というのは，臨床家と家族はただ一度の節目で出会うのみであり，重要な長期的視点を臨床家がもつことができないからである．

後半に出てくる **them** が何を指すかが問題ですが，直前の複数名詞は families です．しかし，前半の fathom の意味上の主語が clinicians であることを考えると，**them** は clinicians を指すと解するのが自然です．

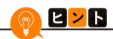

　deny は他動詞ですが，目的語が１つの場合と２つの場合でニュアンスが異なります．目的語が１つの場合は「～を否定する」という意味になり，目的語が２つある二重目的語の場合はいわゆる第４文型（SVOO）をとって「～に～を与えない」という意味になります．上記例文の denying 以下の部分は，**them** が間接目的語，a critical longitudinal perspective が直接目的語となっており，直訳すれば，「臨床家に重要な長期的視点を得る機会を与えない」となります．

3　関係代名詞

　関係代名詞は日本語にはありません．学校の英語の授業では「～するところの」なんて訳すように習いますが，普通の日本語ではそんな言い回しはほぼしないので，自然な日本語になるような工夫が要求されるところです．

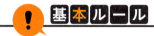 基本ルール

先行詞が関係代名詞の直前にあるとは限らない．

関係代名詞に関してまず問題になるのは，先行詞がわかりにくい場合です．

> Alcohol has a potential for producing addiction and adverse consequences **that** is comparable to that of "hard" drugs such as cocaine and heroin. (SUD, p.128)
> ✖ アルコールには，嗜癖や，コカインやヘロインのような「ハードな（習慣性の強い）」ドラッグと同等の有害事象を惹き起こす可能性がある．
> 〇 アルコールが嗜癖や有害事象を惹き起こす可能性は，コカインやヘロインのような「ハードな（習慣性の強い）」ドラッグと同等である．

上記 ✖ の訳は，原文の関係代名詞 that の先行詞を直前の adverse consequences と解釈しています．しかし，**that** に続く be 動詞が is なのでその先行詞は単数名詞のはずですから，potential が先行詞と理解するべきです．

> Before a particular treatment is commenced, be careful to check that the patient harbors no conditions and is taking no drugs **that** would contraindicate it. (Lewis, p.1008 より一部改変)
> ✖ ある治療を開始するにあたって，患者が，どのような症状ももっておらず，その治療が禁忌となるような薬剤も服用していないことを慎重に確認することが重要である．
> 〇 ある治療を開始するにあたって，患者が，その治療が禁忌となるような症状をもっておらず，その治療が禁忌となるような薬剤も服用していないことを慎重に確認することが重要である．

この例では，**that** 以下の関係節が，drugs だけでなく，離れた位置にある conditions にもかかることを理解する必要があります．直前の drugs だけにかかると解釈してしまうと，「どのような症状ももっておらず」というよくわからない訳文になってしまいます．

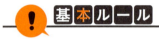 基本ルール

関係代名詞の制限用法と非制限用法を区別する．

　関係代名詞に関してもう1つ注意していただきたいのは，**制限用法**と**非制限用法**です．たとえば，X which is Y とある場合は制限用法で，「X のうち Y であるもの」という意味です．つまり，X のなかには Y であるものも Y でないものもあり，ここで話題にしているのは X のうち Y であるものだけです．これに対して，X, which is Y とある場合は非制限用法で，「X はすべて Y であるが，その X」という意味です．これをわかりやすく表すと図のようになります．

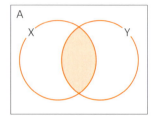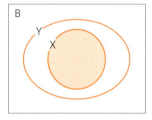

●**制限用法と非制限用法**
A：制限用法，B：非制限用法．それぞれ，薄いオレンジ色の部分を指す．

　制限用法か**非制限用法**かを見分ける手がかりは，先行詞 X と関係節の which is Y がコンマで区切られているかどうかという点だけです．たったこれだけで意味が全く違ってくるので，要注意です．
　まず，**制限用法**の例です．話題となっている先行詞の特徴や性格を限定するかたちになっています．

> Telemedicine services are increasingly used to meet the treatment needs of children and adolescents **who** live in underserved communities. (Lewis, p.885)
> ○ 僻地に居住する子どもや青年の治療ニーズに応えるために，遠隔医療の活用が盛んになりつつある．

ここでは，世界中の子どもや青年のうち，「僻地に居住する」者だけが対象になっています．

次に，**非制限用法**の例です．関係節が先行詞の説明になっていることが多いようです．

> Neurogenesis occurs in a region called the ventricular zone, **which** lies adjacent to the lumen of the neural tube. (Lewis, p.276)
>
> 🟠 ニューロン形成は脳室帯とよばれる領域で始まるが，これは，神経管の内腔に隣接した場所である．

この例文の **which** の先行詞は **a region** です．その領域がどこにあるかを説明しています．

> Similarly, akathisia, seen only rarely in adults on clozapine, appears more common in children and can frequently manifest as worsening of psychotic symptoms or agitation in children, **which** frequently results in dosage increment. (Lewis, p.468)
>
> 🟠 同様に，クロザピン内服中の成人においてはまれにしかみられないアカシジアは，小児においては発生頻度がより高いと思われ，精神病症状や精神運動興奮の悪化のようにみえるため，しばしば投与量が増量されてしまう．

この例では，**which** が［akathisia］can frequently…in children の内容全体を指しています．

練習問題

3：Growth factors are produced often in only minute amounts. (Lewis, p.241)

4：The focus of several investigators has been on how personal psychological factors of sexual minority youth impact their well-being and risk. (Lewis, p.143)

5：Management of stimulant-induced psychosis, which generally is transient, may require use of either a benzodiazepine or an antipsychotic, both of which should be discontinued when acute symptoms have resolved. (SUD, p.164)

解答例は章末（p.43〜44）参照

3 » 原文の動詞の活用に気をつける

　動詞の活用も，英語と日本語とでは全然違いますね．ここでも，仮定法，完了形，時制の一致など，日本語にはない要素に要注意です．

1 仮定法

　日本語にも仮定の言い回し（「もし〜だったら」）はありますが，英語の仮定法に相当するような文法上の特殊性はありません．英語の法（mood）には直説法（indicative mood），命令法（imperative mood），仮定法（subjunctive mood）があり，直説法は既知の事実を述べる場合，命令法は指示や命令を伝える場合に使われます．これに対して……

> **基本ルール**
>
> 仮定法はまだ事実となっていないことや事実と反することについて述べる場合に使われる．

　仮定法を用いた文の典型的な構造としては，**if** で導かれる従節（「もし〜なら」）と主節（「〜だろう」）の組み合わせになります．従節の動詞は **be 動詞** なら **were** となり，それ以外の一般動詞なら過去形と同形になります．主節の述部には，しばしば **should，could** や **would** が用いられます．これらの特徴がそろっていれば，仮定法であることはすぐわかります．

If the CAP **were** to discuss these matters with the youngsters' guardians it is likely that, after an experience of initial upset, the adults

> **would** be appreciative and seek to remedy the situation. However, **if** the information **were** conveyed without prior notice to the youths, or without their assent, the patients **would** likely feel alienated and quite possibly terminate care. (Lewis, p.15)
> - 🟠 もしCAP（児童青年精神科医）がこれらの問題を子どもの保護者と話し合うならば，おそらく，最初は混乱するかもしれないが，大人たちは感謝して状況を何とか収めようとするだろう．しかしながら，この情報が子どもに無断で，あるいは子どもの合意なく伝えられるならば，子どもは蚊帳の外に置かれたような気持ちになるであろうし，ほぼ確実に治療を中断してしまうだろう．

　これらはすべて仮定のシナリオについて解説しているのであって，過去の事実を述べているのではありません．
　if節がないと，仮定法であることがわかりにくく，誤訳につながってしまうことがあります．

> Medical records containing specific genetic data, both about the children and their parents, **could** precipitate stigma when the information **is** made available to health insurers or local communities. (Lewis, p.17)
> - ✖ 子どもとその保護者の遺伝データが診療記録に含まれていて，その情報が保険会社や地域に伝わったときに，スティグマを生み出してしまった．
> - 🟠 子どもとその保護者の遺伝データが診療記録に含まれていれば，その情報が保険会社や地域に伝わったときに，スティグマを生み出してしまいかねない．

　when節の動詞が**is**と現在形ですから，**could**は仮定法です．if節はありませんが，🟠の訳文に表れているように，「診療記録に含まれて**いれば**」という仮定法のニュアンスが原文にあるのです．

　suggestやrequireなど，命令や提案を意味する動詞に続くthat節内の動詞は原形になりますが，これも実は仮定法です．**should**を伴う場合も同様です（**Column 2**参照）．命令や提案の内容は，その時点では当然まだ事実になってい

1 より正確な訳文へ

023

ないからです．

> The transplant psychiatrist asked the patient if her CF doctor **had** ever **suggested that** she **have** a G-tube placed for nutritional supplementation. (Lewis, p.922)
> ✗ 移植精神科医は，胃管から栄養補給していることを囊胞性線維症担当医が示唆したことがあるかどうか，患者に尋ねた．
> ○ 移植精神科医は，胃管から栄養補給するように囊胞性線維症担当医が提案したことがあるかどうか，患者に尋ねた．

この例では，that 節の主語の she に続く動詞が **have** と原型になっていることから，直説法ではないことがわかります．

Column 2　変幻自在の should

助動詞 should はいつも「～するべき」と訳せばよいと思っていませんか？　この should は文脈や構文によって様々な意味合いをもつ変幻自在の曲者なので，要注意です．それはなぜかというと，should はほとんどの場合仮定法として用いられていて，その意味合いが文脈によって異なるからです．おもな意味としては，義務（「～するべき」），推測（「～であろう」），提案（「～するように」）などがあります．仮定法ですから，いずれも既成の事実を述べているのではないことにご注意ください．should を訳すときには，このことを念頭に置いて文脈に応じて訳し分ける必要があるのです．

医学文献で一番多いのは，「～するべき」と訳す場合です．

> When these behaviors are found among blind children, they **should** be differentiated from a symptom of other conditions. (Lewis, p.133)
> ○ こういった行動が視覚障害の子どもにみられる場合，視覚障害以外に由来する症状と鑑別されるべきである．

以下はいずれも,「～するべき」とは訳さない should の例です.

> Thus, establishing a very-low-nicotine product standard **should** make it easier for smokers who wish to stop smoking. (SUD, p.518 より一部改変)
>
> 🔸 このように,超低ニコチンレベルの製造基準を定めることによって,喫煙者が禁煙しやすくなる<u>であろう</u>.

この例文の should は,「～であろう」という推測を表しています.
提案や命令を意味する動詞に続く that 節内では should が使用されることがあります.

> Clinicians **should** also educate parents and children regarding appropriate sleep need requirements by age and **suggest** that an age-appropriate amount of sleep **should** be scheduled in the child's day, as for any other fundamental activity. (Lewis, p.583)
>
> 🔸 臨床家は,それぞれの年齢でどれくらいの睡眠が必要かについて保護者と子どもに指導を行い,ほかの基本的な活動と同じく,睡眠についても,年齢相応の睡眠時間を子どもの1日のなかで確保<u>するよう</u><u>提案すべきである</u>.

この例文には2つの should が登場します.最初の should は「～するべき」ですが,2つ目の should は,提案の動詞 suggest に続く that 節内で使用されていますので,「～するように」といった訳が適切です.
仮定法の should は,当然,仮定法構文にも登場します.

> **Should** the latter's interests predominate, a different and new diagnostic process would be ethically required. (Lewis, p.16)
>
> 🔸 後者の利益が優先される<u>ならば</u>,倫理的に考えて,別の新たな診断プロセスが必要になるだろう.

この例のように，倒置法の should が仮定法の従節を構成する用法は比較的よく用いられます．
　このほかにも，仮定法の should は様々な意味合いで用いられることがあります．「～するべき」と訳すとよくわからない訳文になってしまう場合は，訳しかたを慎重に検討する必要があります．
　仮定法以外の should の用法は，時制の一致です．

> The doctor promised that John **should** be allowed to go home if the next blood tests came back normal.
> ○ 医師は，次の検査結果が正常ならジョンは退院を許可されて帰宅できることを約束した．

　この文の should は，主節の動詞 promised が過去形なので，従節の助動詞 shall が時制の一致（後出**「時制の一致」** p.27 参照）で過去形になっただけです．なお，shall が使用されるのは主として英国英語です．

2　過去完了形

　動詞の過去完了形と過去形をきちんと区別しないと，時系列が混乱してしまいます．

❗ 基本ルール

原文のストーリーがどの時点を基準に語られているのかを常に意識する．

> The therapist **began** the session with a review of Alex's homework. He **had reviewed** the list of coping strategies.
> ✘ 治療者は，アレックスの宿題を確認することからセッションを開始した．アレックスは，コーピング法のリストを見直した．

> 治療者は，アレックスの宿題を確認することからセッションを開始した．アレックスは，コーピング法のリストを<u>見直してきていた</u>．

　第1文の動詞が **began** と過去形なのに対し，第2文の動詞が **had reviewed** と過去完了なので，第1文より過去のことを示しています．つまり，アレックスがリストを見直したのは今回のセッション内ではなく，前回と今回のセッションの間なのです．この例文は，第1文にも第2文にも review が出てくるので，よけい紛らわしくなっています．

> When the patient **was** admitted, his condition **had been** deteriorating. That **was** why his doctor **had decided** to admit him.
> ✗ 患者が入院したとき，彼の病状は<u>悪化した</u>．そのため，医師は彼を入院させることにした．
> ○ 患者が入院に至るまでの間，彼の病状は<u>悪化していた</u>．医師が彼を入院<u>させた</u>のはそのためだった．

　過去形と過去完了形との区別を意識せずに順番に訳してしまうと，**入院→病状悪化→入院の判断**という時系列になり，読者の頭のなかは，「入院のあとまた入院？」とこんがらがってしまいます．この例文は入院時点を基準に語られているので，過去完了形の部分は入院以前の話で，入院に至ったいきさつを説明しているのです．つまり，**病状悪化→入院の判断→入院**という時系列です．

　こういうときに日本人が混乱してしまう原因の1つが，before でなく when が使われていることです．before the patient was admitted となっていれば入院以前の経緯が語られているということがわかりやすいのですが，英語ではしばしば when が使用されます．それはまさに，過去完了形を使うことによって，before を使わなくても前後関係を表現できるからです．

3　時制の一致

　英語には，日本語にはない「時制の一致」というものがあります．これは，1文中でメインの動詞とサブの動詞の時制が一致せねばならないという規則です．メインの動詞とは，たとえば複文の主節の動詞を指し，サブの動詞とは，たとえば複文の従節の動詞や関係節中の動詞を指します．これに従えば，たとえば主節

が過去形であれば従節は自動的に過去形になります．しかし，日本語にはこの規則はないので，次のような点に注意が必要です．

 基本ルール

時制が一致したまま訳すと不自然に感じられることがある．

これは，置換型翻訳だと過去形を機械的に過去形として訳すことになるので，陥りやすい問題です．

> The therapist **asked** if they **could** both speak on the phone with a friend or a close family member of the patient's. (SUD, p.430 より一部改変)
> ✘ 治療者は，患者と一緒に患者の友人か近親者と電話で話すことが<u>できたかどうか</u>尋ねた．
> ◯ 治療者は，患者と一緒に患者の友人か近親者と電話で話すことが<u>できるかどうか</u>尋ねた．

この例文の could を「できたかどうか」と訳すと，過去の事実を確認していることになってしまいます．そうではなく，今後，友人か近親者と話すことを患者が承諾するかどうかを尋ねている文脈なので，「できるかどうか」と訳すほうが適切です．

> The first step **was** to examine when and how flashbacks **were triggered**.
> ✘ 最初のステップは，フラッシュバックがいつどのように<u>惹起された</u>かを調べること<u>であった</u>．
> ◯ 最初のステップは，フラッシュバックがいつどのように<u>惹起される</u>かを調べること<u>であった</u>．

この例文の場合は，✘ の文でもほぼ同じ意味のように思えるかもしれません

が，微妙な違いがあります．「惹起された」と過去形で訳すと，特定のフラッシュバックに着目しているように読めます．しかし原文が flashbacks と定冠詞のない複数形になっていることからもわかるように，特定のフラッシュバックに着目しているのではなく，どのような状況でフラッシュバックが惹起されやすいかという一般論なので，「惹起される」と現在形で訳したほうが原意を正確に反映すると思います．

過去も現在も変わらない普遍的な事象について語られている場合は特に，現在形のほうが自然になります．実際，英語でもそういう場合は例外的に時制の一致が生じないことがあります．

> In their thorough review of the topic, Angold et al. **concluded** that artifacts **cannot account** entirely for the frequency and patterns of comorbidity and that mechanisms underlying comorbid presentations **should be studied** more systematically, preferably with epidemiologic samples. (Lewis, p.220)
>
> 🔸 Angold らはこの問題に関して徹底した展望を行い，合併症の頻度やそのパターンはアーチファクトとして説明されてしまうものではないのであって，合併症の発症機序を，できれば疫学的標本を用いてより系統的に検討するべきであると結論づけた．

主文の述語は **concluded** と過去形になっていますが，1 つ目の that 節の述語は **cannot account** と現在形になっています．これは，Angold らの結論が過去も現在も普遍的なものであるという原著者の判断を反映するものです．このことから，2 つ目の that 節の述部 **should be studied** は，shall be studied の時制の一致によるものではなく，「検討するべき」と訳さねばならないことがわかります（**Column 2** 参照）．

練習問題

6：It is not possible, however, to provide any fixed standards that a clinician could use to conclude that an effect size was clinically significant. (Lewis, p.176)

7：His probation officer had made plans to refer him for drug treatment, but that had not taken place at the time of the incident. (Lewis, p.981)

8：Judy was told that she was hurting her daughter.

解答例は章末（p.44）参照

4 » 原文の語句と語句の関係に気をつける

　原文のどの語句とどの語句がつながるのかを見誤ると，誤訳になってしまいます．どの語句がどの語句を修飾したり否定したりするのか，つながるはずの語句が実は省略されていないか，といった点が問題になります．

1 修飾語と被修飾語

どの修飾語がどの被修飾語にかかるのかが曖昧なことは，実はよくあります．

A statistically significant outcome does not give information about the strength or size **of** the outcome or the effect. (Lewis, p.171)

✗ 統計学的有意差が見られたとしても，結果の強度や量や効果に関する情報が得られるわけではない．

○ 統計学的有意差が見られたとしても，結果や効果の強度や量に関する情報が得られるわけではない．

　この例文のように，修飾関係については，**of** に導かれる前置詞句がしばしば問題になります．**of** は直前の語句だけでなく，離れた位置にある前出の語句にもかかりうるからです．置換型翻訳に依存してしまうと，個々の単語を訳すことにとらわれてつながりが意識されなくなってしまうので，離れた語句の関連に気づけません．この例文では，**of** に導かれる前置詞句が or でつながるフレーズになっていて，**of** は the outcome だけにかかるのかそれとも the effect にもかかるのかが問題になりますが，文脈から判断するしかありません．この前置詞句の前も or でつながるフレーズになっていますが，ここは size の前に冠詞がないので，the strength and size でワンセットと解するのが妥当でしょう．

次も前置詞句が問題になる例です．

> The resident was so busy that she wasn't sure what she needed to be doing and where she needed to be **at a given time**.
> ✘ 研修医はあまりに多忙だったため，何をすればよいのか，ある時間帯にどこにいればよいのかもわからなかった．
> ⭕ 研修医はあまりに多忙だったため，いつどこで何をすればよいのかもわからなかった．

この例文では前置詞 at を含む前置詞句がどこにかかるのかが問題です．where she needed to be だけでなく what she needed to be doing にもかかると考えたほうが自然だと思います．そうすれば「いつどこで何を」とまとめて訳せます．

Column 3 有効性と有用性

　英語の **efficacy** と **effectiveness** の違いを心得ている人は少ないかもしれません．どちらも「**有効性**」と訳されることが多いと思いますが，実は違いがあるのです．**efficacy** は効果の有無のみに注目しているのに対し，**effectiveness** は，効果の有無だけでなく，副作用や治療コストなども考慮に入れたうえでの総合的な「**有用性**」を指しています．一定の基準を満たした対象に対して厳密な方法で治療効果を判定する研究は efficacy をみていることになり，現実の臨床現場では effectiveness のほうが注目されることになります．それぞれの形容詞形は，**efficacious**（有効である）と **effective**（有用である）です．

> Even if a treatment is proven to have **efficacy** in two independent research studies, for example, the question of its **effectiveness** in a real-world setting remains. (Lewis, p.184)
> ⭕ たとえば，2つの別々の研究によって治療の**有効性**が証明されたとしても，現実社会でのその**有用性**の問題が残る．

2 否定表現

no や not などの否定辞が何を否定しているのかを正しく理解しないと，意味が全く違ってしまいます．

> This is **not** due to the difficulties caused by the disease.
> ✘ これは，疾患のための困難さが<u>あるわけではない</u>．
> ○ これは，疾患のための困難さに<u>よるものではない</u>．

この例文の **not** は，the difficulties でなく due to を否定しているのです．

否定表現に関して注意が必要なのは，部分否定と全体否定の区別，nothing の解釈，because の否定です．また，二重否定もその訳しかたをよく考える必要があります．

まず，部分否定と全体否定の区別です．原則として，all, every, always などの前に否定辞があれば**部分否定**になり，後ろに否定辞があれば**全体否定**になります．

> **Not** all physicians live a long life.
> ○ 医師が長生きする<u>とは限らない</u>．

> All physicians do **not** live a long life.
> ○ 医師は長生き<u>しない</u>．

 基本ルール

英語の not は，それに続く部分のみを否定する．

上記の最初の例文の **not** は後ろに続く all を否定するので「一部の医師は長生きしない」という部分否定になるのに対し，もう1つの例文のように先行する all は後続の **not** に否定されないので，「すべての医師」を対象とする全体否定になります．実例をみてみましょう．

> The fact that **not all** studies of naltrexone have been positive suggests that there may be subgroups of individuals who are more likely to respond to naltrexone.（SUD, p.140）
> △ ナルトレキソンに関する研究のすべてがその有効性を示していないということを考慮すると，一部の人たちはナルトレキソンに反応しやすいのかもしれない．
> 〇 ナルトレキソンに関する研究のすべてがその有効性を示しているわけではないということを考慮すると，一部の人たちはナルトレキソンに反応しやすいのかもしれない．

> The precise mechanisms of opioid dependence and withdrawal are **not completely** understood.（SUD, p.187 より一部改変）
> △ オピオイド依存および離脱の詳しい機序は完全に理解されていない．
> 〇 オピオイド依存および離脱の詳しい機序は完全には理解されていない．

いずれの例文も，△の訳文だと部分否定とも全体否定とも解釈できます．部分否定であることができるだけはっきりわかるように訳す必要があります．

> Physicians do **not** have the legal authority to prescribe medical cannabis **anywhere** in the United States（because marijuana remains a Schedule I controlled substance）.（SUD, p.491 より一部改変）
> △ 医師は，医療用大麻をどの州においても処方する法的権利を有していない（大麻はスケジュールI規制物質なので）．
> 〇 医師は，医療用大麻をどの州においても処方する法的権利を有しているわけではない（大麻はスケジュールI規制物質なので）．

この例文では否定辞 **not** とそれが否定する **anywhere** が離れているので，解釈がむずかしくなります．「すべての州で処方できない」という全体否定であれば通常 **nowhere** が使われますがこの例文では **not…anywhere** となっていることと，その内容（米国のスケジュールI規制物質は各医師が登録した州でのみ処方が許可されます）とを考えると，「すべての州で処方できるわけではない」と解釈すべきであることがわかります．

nothing は何を意味するかが曖昧になることがあるので要注意です．

> **Nothing** is better than this.
> ◎ これよりよいものは<u>ない</u>．
> ◎ これよりは<u>何もない</u>ほうがましだ．

最初の解釈は**文否定**とよばれ，nothing の否定の意味が文全体に及んでいるため，訳文も「ない」という否定辞で終わっています．もう1つの解釈は**語否定**とよばれ，「nothing というもの」，つまり「何もないこと」が主語となっているだけです．したがって文としては否定文ではなく肯定文であって，訳文も「～だ」という肯定形で終わっています．上記の英文をどちらの意に解すべきかは，文脈で判断するしかありません．

否定文中に **because** がある場合も曖昧さが生じます．

> Preschoolers need help in mastering the experience of parting with people outside the family. They need to be reassured that their caregiver **did not leave because** of them. (Lewis, p.82)
> ✘ 幼児は，家族以外の人との別れを耐え忍ぶために助けを必要とする．ベビーシッターが<u>去らなかったのは彼らのためである</u>ということを伝える必要がある．
> ◎ 幼児は，家族以外の人との別れを耐え忍ぶために助けを必要とする．ベビーシッターが<u>去ってしまったのは自分のせいではない</u>ということを伝える必要がある．

この例の第2文は，not が leave にかかると解すれば「去らなかった」となるので最初の訳になり，because にかかると解すれば「そういう理由ではなかった」という意味になるので2番目の訳になります．いずれもこの第2文の訳自体としては誤りではなく，どちらに解するべきかは文脈から判断するしかありませんが，ここで例文にあげた原文に関しては，ベビーシッターなどとの別れを子どもが耐え忍ぶという文脈なので，2番目の訳が適切です．

この項の最後に，やや特殊な否定表現を取り上げます．

> The importance of supportive and guided framework that adequately screens and prepares individuals before hallucinogen administration **cannot be overstated**. (SUD, p.234 より一部改変)
> △ 幻覚薬投与の前に，支持的かつ指導的枠組みのなかで，患者を適切に選択してしっかり理解を得ておくことの重要性を誇張することはできない．
> ○ 幻覚薬投与の前に，支持的かつ指導的枠組みのなかで，患者を適切に選択してしっかり理解を得ておくことの重要性は，いくら強調してもしすぎることはない．

こういう否定表現に使われる not は，**overstate** の **over-** を否定していると理解するべきです．「誇張することはできない」というと重要ではないという意味になってしまいそうですが，実は正反対で，とても重要だということを言いたいのです．

3 語句の省略

つながるはずの語句が省略されていることもあります．

> Limited experience in general, and not only **visual**, may play a role in delaying language acquisition. (Lewis, p.131 より 部改変)
> △ 視覚的だけでなく経験全般が乏しいと，言語獲得が遅れることがある．
> ○ 視覚的経験だけでなく経験全般が乏しいと，言語獲得が遅れることがある．

この例では **experience** を省略したまま訳してもわからなくはないですが，やはり「**読み手効果**」(**Introduction**「訳文は一読して理解できるべき－日本語力」p.7 参照) を必要とします．省略された語句を見定めてちゃんと訳出したほうがずっとわかりやすくなります．

Column 4 訳しにくい語（1）：challenge

challenge には，「挑戦（する）」「チャレンジ（する）」という意味ももちろんあります．次の例文はどうでしょうか？

> I was encouraged to **challenge** his conclusions. (Lewis, p.1011)

こういう場合の **challenge** は，「真偽を問う」「疑問を呈する」「反論する」という意味です．したがってこの例文は，「わたしは彼の結論に対して反論するよう促された」といった訳になります．「彼の結論に挑戦する」とするとちょっと不自然ですね．

> This development revolutionized the biologic investigation of neuropsychiatric disorders since the field is severely **challenged** by the unavailability of living brain tissue for cellular and molecular studies. (Lewis, p.259)

これは意味上の主語が人ではなく unavailability なので，「この分野は，細胞レベルや分子レベルでの研究に生きた脳組織を使用できないことが難題であるので，この研究成果は，神経精神障害の生物学的研究に革命を起こした」とするのがよいでしょう．

> The absence of reliable and specific physiologic markers for childhood neuropsychiatric illnesses presents a significant **challenge**. (Lewis, p.251)

ここでは名詞ですがやはり，「小児期神経精神疾患のための，信頼しうる特異的な生理学的マーカーがないことは，重大な挑戦である」はちょっと変ですね．「重大な難問である」くらいがよいのではないでしょうか．

このように，訳しにくい語に遭遇した場合は，訳語にこだわらずにそ

の英単語のニュアンスをしっかりとらえてそのニュアンスを「日本語で説明する」説明型翻訳が必要になります．

練習問題

9：Anxiety and mood disorders are the most common co-occurring disorders in individuals with an eating disorder. (SUD, p.718)

10：Samples used in psychiatric surveys are often large, and direct interviewing of all study participants is not always convenient or possible. (Lewis, p.217)

11：A person on the autism spectrum often has limited tolerance of others' desires as opposed to one's own coming first.

解答例は章末（p.45）参照

5 » 原文の問題に気をつける

さて，どれだけ調べたり考えたりしても，どうしても理解できない原文に出会うことがあります．

原文が間違っていることもある．

英語を母語とするからといって，いつも完璧な英語を話したり書いたりしているわけではありません（これは日本語でも同じことですね）．時にはわかりにくい「悪文」を書いたり，文法的な誤りを犯したりします．著者の知り合いのアメリカ人は，あるときうっかり "*I woked up." なんて言っていました（正しくは **I woke up**．上付きアスタリスクは非文を示します）．すぐ自分の間違いには気

づきましたが．

　論文や書物などの文献の場合，誤植ということもありえます．最近の印刷技術は以前のように活字を拾うのではなく，パソコン入力のデータを活用するようなので誤植はそう多くはありませんが，皆無ではありません．そもそも元のデータが間違っていることもあります．また，口述筆記によって論文などを執筆することがあります．この場合，文体がより口語的になって英文法が厳密に遵守されないことがあり，書き言葉としてはおかしなものになってしまいます．さらに，句読点をどう打つかは口述筆記を転写する人に委ねられることがあり，それが原著者の意図とは異なるものになってしまう場合もあるでしょう．こういった書き起こし原稿が十分な校正を経ないで出版されてしまうと，読者や翻訳者が悩まされることになります．以下にあげる誤植例のなかにも，口述筆記が原因だったものがあるかもしれません．

　実在しない単語になってしまっていれば，誤植と気づくのは容易ですが，次の例は誤植の結果，実在する語になっています．

> * The Motivational Enhancement System addresses substance use **is** perinatal and postpartum women.（SUD, p.439 より一部改変）
> 🟠 動機強化システムは，周産期および産後の女性における物質使用に対処する．

　この例文の **is** は **in** の誤植です．品詞が異なっているため明らかに意味が通じないので，これも誤植であることがわかりやすい例です．

> * Patients should **to** be educated on the potential short- and long-term risks of benzodiazepine use to make an informed decision about treatment.（SUD, p.311）
> 🟠 患者は，ベンゾジアゼピンによって生じうる短期的および長期的リスクに関して十分な説明を受けたうえで，治療に関する意思決定をするべきである．

> * If one increases the CI from 95% to 99%, **and** confidence that the true population mean (or difference between means) is in the

interval also increases. (Lewis, p.171)
- CI（信頼区間）を95％から99％に上げれば，真の母集団平均（または平均間の差）がその区間内にあるという確信も増す．

これらの原文では，誤って **to** や **and** が挿入されているために，文法的に成立しなくて訳しようがなかったり，if節だけで尻切れトンボに終わって文が完結しなかったりしています．**to** や **and** を削除して訳せば文として成立し，意味もわかります．

＊Many PT programs encourage parents to consider what the child **maybe** trying to communicate through the disruptive behavior. (Lewis, p.801)
- 多くのPT（ペアレントトレーニング）プログラムでは，破壊的行動を通じて子どもが何かを伝えようとしているのかもしれないということを考えるよう保護者に指導する．

これも比較的よくある誤植で，**may be** とすべきところが **maybe** となっており，文法的に成立しません．ほかにも「adopt」と「adapt」，「let」と「led」などの誤植はよくみられますが，自動詞か他動詞かという点で考えると誤植かどうかがわかります．

次の例文は，ちょっと珍しい誤植です．

It is necessary in this scenario for the clinician to correctly recognize and diagnose the cause(s) of the **patient/s** functional impairment and aberrant behaviors in order to provide appropriate treatment and optimize outcomes. (SUD, p.582)
- このような状況においては，適切な治療を行って最善の効果を得るために，患者の機能障害や問題行動の原因を正しく捉えて診断することが臨床家に求められる．

これは，所有格を示す**アポストロフィ**（'）となるべきところが誤植でスラッシュになっています．そのために一見，**patient or patients**（患者もしくは患

039

者たち）という意味かとも解釈できますが，それでは，あとに続く functional impairment and aberrant behaviors とうまくつながりません．単数複数両方を含む場合は，直前の **cause（s）** という表記のほうが一般的です．

　誤植があっても文法的に文が成立してしまうと，ちょっとわかりにくくなります．

> The doctor told the patient that the medication would improve her condition, but it might cause some side effects.
> ✘ 医師は薬で病状が改善するであろうことを説明したが，副作用が生じるかもしれなかった．
> ⭕ 医師は薬で病状が改善すること，しかし副作用が生じる可能性もあることを説明した．

　この例文では，but と it の間に that が省略されており，it might 以下の文も医師が説明した内容なのです．**間接話法で複数の that 節が等位接続詞（and, but など）で結びつけられる場合，2 つ目の that 節の that は省略しないのが原則です**．それは，that が省略されるとこのように but の前後が別の文と解されてしまう可能性があるからです．しかし口語ではしばしば省略されるのでこの原文が必ずしも文法的に誤りとまではいえないかもしれませんが，解釈に曖昧さを残してしまうという点でよい英文ではありません．

　誤植があっても文が成立し，しかも全く違う意味になってしまう場合は，特に注意が必要です．

> He stopped drinking, **which** was bad for his health.
> ✘ 彼は飲酒を止めたが，それは健康上よいことではなかった．
> ⭕ 彼は，健康上よくない飲酒を止めた．

　これは，カンマの誤植によって，本来**制限用法**のはずだった関係代名詞が**非制限用法**になって（前出「**関係代名詞**」p.18 参照）反対の意味になってしまった例です．ほかにもカンマとピリオドなどの誤植はよくみられます．

　誤植については以上ですが，ごくまれに，原書の記載内容自体が間違っていることもあります．

> Dr. Blanco's paper became better known because it was written in English, which was his native language.
> ○ ブランコ博士の論文は，彼の母語である英語で書かれていたため，より広く知られるようになった．（訳注：ブランコ博士の母語はスペイン語）

　この例文は著者の創作ですが，原書の誤りが明らかであればこのように注釈をつけるべきと考えます．そのためには，事実関係を確認するための十分な確認とリサーチが必要であることはいうまでもありません．翻訳するだけでなく原書の内容もチェックできるのは，医療関係者自らが翻訳を手がける大きなメリットにもなります．

　以上のように，原文に何らかの問題がある可能性を念頭においておかないと，意味不明の原文にいつまでも悩まされ続けることになりかねません．原文に誤りがあることに気づくきっかけは，その内容が「何かおかしい」と感じることです．そのためには当然，原文の内容を理解しながら翻訳を進めていなければなりません．内容を理解しないまま置換型翻訳を続けていると，原文の誤りに気づけません．

6　どうしてもわからないとき

　どう訳したらよいかわからないときは，どうすればよいでしょうか？　もちろん，辞書その他の参考資料を参照します．しかし，ちょっと調べただけではわからない場合，あるいは原文は理解できたけれどもどう訳すのがよいか迷う場合などは，そこであまり長時間立ち止まってしまうと，翻訳のペースというかリズムが乱れてしまうことがあります．著者の経験では，ある程度のペースをキープしたまま翻訳を進めたほうが，最終的には効率よく作業が進むと思います．そのためには，引っかかる箇所ごとにわかるまで調べるよりも，印をつけて次に進み，引っかかって印をつけた箇所をあとでまとめて調べたほうがよいことがあります．学校のテストで，わからない問題は飛ばして後回しにするあの戦略と同じです．場合によっては，ほかの箇所を訳しているときに，引っかかった箇所の意味がわかったり，訳しかたがひらめいたりすることがあります．

　ただし，わからない単語が繰り返し出てくる場合は，早めに調べてから先に進

むほうが得策です．わからない箇所が積み重なってしまうと，全体の理解に支障をきたすからです．また，わからない単語がその部分のキーワードになっていて，それがわからないとほかの箇所もわからなくなってしまう場合も同様です．

　手近な資料や辞書を調べてもどうしてもわからないときは，可能であれば，原著者に問い合わせます．原著者とコンタクトを取るには，メールなどで訳者が直接やりとりすることもあれば，出版エージェントを介することもあります．ただ，原著者がそういう問い合わせに応じてくれるとは限りません．

　さて，どう考えても，いくら調べても，誰に聞いてもわからない英文に出くわすことが，まれにあります．こういうときはどうすればよいでしょうか．著者は，次のようにしています．

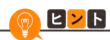

　どう訳すべきかわからないときは，一応考えられるベストの訳を記したうえで訳注をつけ，原文を付してその正確な意味が不明である旨コメントする．

　翻訳者としての著者のキャリアのなかで，こういうケースが今までに2度ありました．自分にできることを尽くしてもわからなければ，「こういう意味だろう」とあてずっぽうで訳してしまうよりも，わからないことを記しておくほうが訳者として誠実であると著者は考えます．

練習問題解答例

> 1 (p.13)：The nurse <u>looked in on</u> the new patient to make sure she was asleep.
> - 看護師は，新しく入った患者が眠っているかどうか確認するために病室に<u>立ち寄ってみた</u>．

look in on というイディオムは，look in + on (someone) とも理解できますが，3 語で辞書に載っています．look in だけだと「覗く」ですが，on が加わると「覗く」という意味合いは必ずしもないようです．

> 2 (p.13)：The <u>perfect storm</u> for positioning the field of child and adolescent psychiatry to the forefront of health care system is upon us. (Lewis, p.226)
> - 児童青年精神医学という分野を医療システムの中心に据えるという<u>究極の難題</u>が，われわれに課せられている．

perfect storm が，米国映画のストーリーに由来するもので，複数の災難が降りかかる状況を指すということを知らないと，ピントの外れた訳になってしまいます．これも，perfect も storm も知っているからといって安易に直訳してしまうと陥る誤訳です．

> 3 (p.21)：Growth factors are produced often in only <u>minute</u> amounts. (Lewis, p.241)
> - 成長因子はしばしば，<u>ほんのわずかな量</u>だけ<u>生成される</u>．

minute は，名詞であれば時間の単位の「分」を意味しますが，形容詞であれば「極めて小さい」という意味になり，発音も「マイニュート」に変わります（強勢は「ニュー」）．

> 4 (p.21)：The focus of several investigators has been on how personal psychological factors of sexual minority youth impact <u>their</u> well-being and risk. (Lewis, p.143)
> - 一部の研究者が注目してきたのは，性的少数者の若者の個人的心理的要因が，<u>彼らの</u>健康やリスクにどのような影響を及ぼすかということであった．

youth はしばしば集合名詞的に用いられて，youths と -s がつかないことがあります．そのため，この例文の their が複数名詞 factors や investigators を指すと理解してしまうと誤訳になります．

> 5 (p.22)：Management of stimulant-induced psychosis, <u>which</u> generally is transient, may require use of either a benzodiazepine or an

> antipsychotic, both of which should be discontinued when acute symptoms have resolved. (SUD, p.164)
>
> ● 精神刺激薬によって生じる精神病状態は通常一時的なものだが，その治療にはベンゾジアゼピン系薬剤または抗精神病薬が必要となることがあり，それはいずれも，急性症状消退後には中止されるべきである．

　この例では，2つ目の which は both of がついているので，a benzodiazepine or an antipsychotic が先行詞であるとわかります．しかし，1つ目の which の先行詞は，management と psychosis のどちらも可能性があり，文脈から判断する必要があります．

> 6 (p.29)：It is not possible, however, to provide any fixed standards that a clinician could use to conclude that an effect size was clinically significant. (Lewis, p.176)
>
> ● しかしながら，効果量に臨床的意味があると結論づけるために臨床家が使用できる一定の基準を定めることは，不可能である．

　一定の基準を定めることは不可能といっているのですから，could use を直説法過去と解して「使用できた」と事実にしてしまうと，明らかに矛盾します．

> 7 (p.30)：His probation officer had made plans to refer him for drug treatment, but that had not taken place at the time of the incident. (Lewis, p.981)
>
> ● 保護観察官は彼をドラッグ治療につなげることを計画していたが，事件の時点でそれはなされていなかった．

　at the time of が使われていますが，事件の時点のみに注目していると解してしまうと誤りです．2か所に過去完了形があるので，「計画していた」のも「なされていなかった」のも，事件以前の状況を述べているのです．

> 8 (p.30)：Judy was told that she was hurting her daughter.
>
> ● ジュディは，自分の娘を傷つけているということを告げられた．

　この例文では，主節の動詞 was told が過去形なので，従節の動詞 was hurting も過去形になっています．しかしこの was hurting を過去形で訳すと，娘を傷つけていたのが告げられた時点では過去のことであったように読めてしまいます．実際はその時も傷つけ続けていたので（だからこそ告げられる必要があったのです），日本語では現在形で訳すべきです．

9 (p.37)：Anxiety and mood disorders are the most common co-occurring disorders in individuals with an eating disorder. (SUD, p.718)
- 不安障害と気分障害は，摂食障害に合併することが最も多い障害である．

文脈を考慮すると，「不安」という一般的な事象と「気分障害」という特殊な事象とが同格で並列になるとは考えにくく，anxiety も disorders につながると考えるほうが自然でしょう．

10 (p.37)：Samples used in psychiatric surveys are often large, and direct interviewing of all study participants is not always convenient or possible. (Lewis, p.217)
- 精神医学的な調査の対象となる標本は大規模なものが多く，すべての参加者に対して面接調査を行うことは，必ずしも好都合ではないし可能でもない．

部分否定です．

11 (p.37)：A person on the autism spectrum often has limited tolerance of others' desires as opposed to one's own [desires] coming first.
- 自閉スペクトラム症の特性をもつ人はしばしば，自分自身の願望を優先させることなく他者の願望にあわせることがむずかしい．

この例文では，own と coming の間に desires が省略されていることを見落とすと，全くおかしな意味になってしまいます．

第1部 ◆ 英語 ➡ 日本語

Chapter 2 より自然な訳文へ

Key Point

　英語力とリサーチ力を駆使して英文を正しく理解できたら，次に訳文の日本語について検討します．

　英語と日本語は全く違う言葉です．世界中の言語はいわゆる「語族」に分けられます．語族というのは，もとをたどれば同じ言語から派生した言語をまとめたグループのことです．英語はもとをたどればサンスクリット語から派生しており，ドイツ語やフランス語と同じく，インド・ヨーロッパ語族に属します．一方日本語は，その起源がわかっていません．このことをみても，英語と日本語が全く異なる言語であることはよくわかると思います．いわゆる「直訳調」の翻訳が不自然に感じられて読みにくいのはそのためです．そもそも**仕組みが異なる英語の単語をそのまま日本語に置き換えただけでは，それはほんとうの意味で日本語にはなっていない**のです．これが，著者のいう「置換型翻訳」と「説明型翻訳」の違いです．ですから，わたしたち日本語話者が英語を日本語に翻訳したり，英作文をしたりするときには，そのことをしっかり意識しておく必要があります．

　では，英語と日本語の違いをいくつか確認して，自然な訳文に翻訳するコツを考えてみたいと思います．基本はいつでも「説明型翻訳」です．

1 » 文法の違い

　Chapter 1 でも述べたように，英語の文法には日本語にない要素が多々あります．ここでは，不可算名詞，名詞の複数形，代名詞の性を取り上げます．

! 基本ルール

日本語にない文法要素をそのまま訳すと，日本語としては不自然になる．

1 不可算名詞

不可算名詞というのは，1つ2つと数えることができないものの名称ということであり，集合名詞や物質名詞が含まれます．日本語では数えられるものが英語では数えられないものになったりするので，要注意です．たとえば，**audience**，**furniture**，**baggage**（**luggage**）がこのなかに含まれます．次の文に見覚えはありませんか？

> Please keep **all baggage** out of the aisle. If you and other passengers have **a large amount of baggage**, please arrange **it** together so that **it** fits in the space.
> 荷物が通路からはみ出さないようにお客様同士で荷物を重ねるなど，ゆずりあってのご利用をお願いします．

これは，新幹線の各車両にある荷物スペースの掲示文です．この英文は，**baggage** の用法のとてもよい見本です．不可算名詞である **baggage** は単数扱いなので，**all** がついても複数形になりません．また，「たくさんの荷物」を表わすときも，many は使わず，**a large amount of baggage** となります．さらに，代名詞で受けるときには，荷物がいくつあっても，複数の they や them ではなく単数の **it** になるのです．この掲示の次の文をみると，

> If the owner of **a baggage item** cannot be confirmed, **the bag** may be offloaded at a station before the owner's destination.
> 持ち主が確認できない荷物は，途中駅で降ろす場合があります．

となっています．一つひとつの荷物を指すためには，**a baggage item** という表現となり，日本語話者にとっては少々回りくどく感じられます（もしくは，後半にあるように，**the bag** と別の単語を用いることになります）．こういうところ

をいちいち「手荷物アイテム」などと訳してしまうと，読者が不自然に感じてしまうことがあり，原文から一部の要素を省略することで回りくどさを軽減できます．

　日本語では「スタッフ」というと個々の職員を指しますが，英語の **staff** は，集合名詞として職員全体を指します．一人ひとりの職員を指す場合は次の例のように，**a member of〜** とする必要があります．しかしそれをいちいち「〜のメンバーが」と訳すと，日本語としてはややくどくなります．

> **A member of the clinic staff** joined the discussion.
> △ クリニック職員のメンバーが，話し合いに参加した．
> ◎ クリニック職員が，話し合いに参加した．

advice も通常不可算名詞で，*some advices とはいいません．

> I have heard my students wish aloud that they could revise **some old piece of advice** given or judgement made through the lens of their own personal experience of parenting or not. (Lewis, p.9)
> △ 私が指導していた生徒たちは，過去の数片の助言や判断したことを，子育てにまつわる個人的な経験に基づいて変更できたらいいのに，と口にしていました．
> ◎ 私が指導していた生徒たちは，過去に助言したことや判断したことを，子育てにまつわる個人的な経験に基づいて変更できたらいいのに，と口にしていました．

　医学論文でよく出てくる不可算名詞に，**literature**，**research**，**evidence** などがあります．

> In this overview chapter, we aim to provide a brief summary of the main findings across **this large literature**, focusing on three main questions. (Lewis, p.749)
> △ 本章では展望を行い，おもな問題点3つに注目しながら，この大きな文献から得られた主要な知見を簡潔にまとめようと思う．

> 本章では展望を行い，おもな問題点3つに注目しながら，この<u>膨大な</u>文献から得られた主要な知見を簡潔にまとめようと思う．

literature につく形容詞が，many でなく **large** となっている点にご注意ください．

A significant body of evidence indicates that the use of confrontation in individual, group, and family-focused interventions does not improve outcomes compared with other treatment strategies.（SUD, p.381 より一部改変）

△ <u>一群のエビデンスのかなりのもの</u>が，個人療法・集団療法・家族療法における直面化の使用は，その他の治療技法と比較してよりよい結果が得られるわけではないことを示している．

◎ <u>かなりのエビデンス</u>が，個人療法・集団療法・家族療法における直面化の使用は，その他の治療技法と比較してよりよい結果が得られるわけではないことを示している．

---

evidence がたくさんあっても複数形にはなりません．なお，**a body of ~**（「一群の~」）と **the body of ~**（「大部分の~」）では意味が異なるようです．

不可算名詞でなくても似たような言い回しが用いられることがあります．たとえば，**a period of 12 weeks** では「12週の期間に」と訳すよりも，シンプルに「12週間」と訳すほうがよいと思います．

Column 5 コピー？

a copy of X というのは，「X（本など）1部」という意味にもなり，その本のコピー（複写）を意味するとは限りません．日本語の「コピー」は photocopy で，名詞としても動詞としても使われます．

> The doctor gave the patient **a copy of** the book he wrote.
> ✘ 医師は，自分が書いた本のコピーを患者に渡した．

> - 医師は，自分が書いた本を1部患者に渡した．

Copies of both of these withdrawal scales are readily available online, as they are not copyrighted. (SUD, p.67)
- ✖ ここに紹介した離脱症状尺度の複写はいずれも著作権で保護されていないので，オンラインで容易に入手できる．
- 〇 ここに紹介した離脱症状尺度はいずれも著作権で保護されていないので，オンラインで容易に入手できる．

2 複数形

　日本語にも「〜たち」「〜ら」といった複数表現はありますが，英語のように文法的に規定されたものではなく，複数であることを特に強調する必要があるとき以外は単数と複数の区別をあまり意識しません．ですから，英語の複数形をいちいち複数形として訳すと日本語では不自然に感じられることがあります．

 基本ルール

　単数形で訳しても複数形で訳しても意味が大きく変わらないときは，単数形で訳す．

When working with **children**, the CAP-patient relationship is actually created between the CAP and two entities - the child and the **guardians**. (Lewis, p.14)
- △ 子どもたちの治療を行う際の治療者患者関係は，実際には，CAP（児童青年精神科医）と2者との間に生まれる．その2者とは，子どもとその保護者たちである．
- 〇 子どもの治療を行う際の治療者患者関係は，実際には，CAP（児童青年精神科医）と2者との間に生まれる．その2者とは，子どもとその保護者である．

この例では,「子どもたち」「保護者たち」でももちろん間違いではありませんが, 日本語としては「子ども」「保護者」としたほうが自然ですし,「子どもとその保護者」としたほうが,「2 者」の意味合いがはっきりします.

　また, they, them, their も必ずしも「それらが」「それらを」「それらの」と訳す必要もなく, 場合によっては「それが」「それを」「その」と訳したほうが自然です.

　ただし, 以下の例文のように, 単数形で訳したときと複数形で訳したときとで意味合いが変わってくるときは, 複数形であることを明確に示したほうがよいこともあります.

I've had a very satisfying career in the past 40 years. **The skills** I had acquired in the class helped me when I worked in **hospitals**.

△ 過去 40 年の間, とても満足のいく働きかたができました. クラスで学んだスキルが, 病院で働いたときに助けになったのです.

◎ 過去 40 年の間, とても満足のいく働きかたができました. クラスで学んだいろいろなスキルが, どこの病院で働いたときも助けになったのです.

　原文は **skills** と **hospitals** が複数形になっていて, 複数のスキルが複数の病院で役に立ったことがわかります. そのように訳さないと, ちょっと違った感じの訳になってしまいます.

　次のような例では, 単数形と複数形をしっかり意識しないと誤訳してしまいます.

The contrast is particularly true for children who, without early identification and treatment, will often die in the first **years** of life.
(Lewis, p.926)

✗ この差は, 早期発見と早期治療が得られなければ乳児期に死んでしまうような子どもたちに関して特に顕著にみられる.

◎ この差は, 早期発見と早期治療が得られなければ乳幼児期に死んでしまうような子どもたちに関して特に顕著にみられる.

2　より自然な訳文へ

> In the first **year** of life, generalized seizures are the most common type.（Lewis, p.935）
> ✖ 乳幼児期においては，全般発作が最もよくみられる発作型である．
> ⭕ 乳児期においては，全般発作が最もよくみられる発作型である．

The first years of life と **years** が複数形であれば，「人生初期」という意味になり，ここでは「**乳幼児期**」と訳しています．**The first year of life** と単数形であれば，「人生の最初の1年間」，つまり「**乳児期**」となります．

Column 6　ティーンエイジャー

　英語の teenager は，-teen がつく数詞の年齢を指します．つまり，thirteen（13歳）から nineteen（19歳）までということになり，中学生と高校生に相当します．厳密にいえば，日本語で「十代」と訳されると10～19歳を指すのでずれていることになりますが，そこまで正確に訳さなくてよい場合はそれでもよいでしょう．もう少し正確に訳したければ，「中高生年代」とでもすればよいし，そのまま「ティーンエイジャー」でもかまわないと思います．

> The **teenager**'s own parents often are de-idealized.（Lewis, p.103）
> ⭕ ティーンエイジャー自身の両親はしばしば，今までのように理想の存在とはみてもらえなくなる．

> Assessments of risk and protection related to coping styles have consisted of cross-sectional studies to date, making the results hard to interpret since coping patterns in **teenagers** can change over time, sometimes in the face of stressors that sexual minorities often face.（Lewis, p.143）
> ⭕ 現在までのところ，コーピングスタイルに関連する危険因子や保護因子を検討したものは横断的研究に限られているが，十代

の若者が用いる対処パターンは，性的少数者がしばしば直面するストレッサーなどによって経時的に変化することもあるため，その結果は慎重に解釈する必要がある．

3 代名詞の性

　単数複数の区別と並んで英語と日本語とで違うのが，性の区別です．ドイツ語やフランス語と違って，長い歴史のなかで文法上の性を放棄した現代英語の性はほぼ人称代名詞に限られていますが，これをいちいち「彼」「彼女」と訳すと，あまり日本語らしくならないことがあります．また，性別を特定せずに誰かを指そうとすると英語では he or she とか him or her などと男女両方を並べることになり，そのまま訳すと不自然です．代名詞が指すものや「自分」で置き換えて訳してもよいし，あるいは，省略してしまっても十分意味が通じることがあります．（後述「**代名詞はそのまま？**」p.73，**Chapter 4**「**スラッシュ（/）**」p.139 参照）

 基本ルール

　代名詞をすべてそのまま訳すのではなく，適宜省略したり，ほかの言い回しに置き換えたりする．

By now, parents are able to yield most control over bodily functions to the child, relinquishing **him or her** as a physical possession, and become more admiring and encouraging of **his or her** attributes as a separate, human being who is becoming aware of the benefits of the delay of gratification. (Lewis, p.8)

△ この頃までには両親は，身体機能コントロールを子ども自身に委ね，彼または彼女を身体的所有物であるかのように扱わなくなる．そして，欲望充足を我慢することのプラス面を理解できるようになってきた一人前の人間としての彼または彼女の属性を，尊重しかつ鼓舞するようになる．

> この頃までには両親は，身体機能コントロールを子ども自身に委ね，<u>子どもを</u>身体的所有物であるかのように扱わなくなる．そして，欲望充足を我慢することのプラス面を理解できるようになってきた一人前の人間として，［省略］尊重しかつ鼓舞するようになる．

ここでも，his や her を機械的に「彼の」「彼女の」と訳す置換型翻訳よりも，意味が伝わりやすいような説明型翻訳が重要です．

代名詞の性に関しては，近年，次のようなことに注意が必要です．

> Some people have a gender identity that is outside the female/male binary. Such individuals may use *they* as a singular pronoun or another pronoun entirely (e.g., *hir* or *zie*) to best reflect their gender identity.（SUD, p.592）
>
> - なかには，男女の別を超えた性同一性をもつ人もいる．そのような人は，自身の性同一性をできるだけ的確に表現する方法として，「they」を単数代名詞として使用したり，全く異なる別の代名詞（たとえば「hir」や「zie」）を用いたりする．

セクシュアルマイノリティに対する認識が広まる昨今，性別によって異なる英語の代名詞の用法も様変わりしつつあります．生物学的性とは異なる性別を自認するトランスジェンダーの人のなかには，この一文にあるように，自身を指す代名詞として性別を問わない they，their，them の使用を好む人もいますし，全く新しい代名詞を使用する人もいます．このことを心得ておかないと，たとえば，they を「彼らは」とそのまま訳すと誰のことかわからない訳文になってしまいます．文脈に応じて，「その人」と訳したり，代名詞でなく固有名詞にしたりするなど，訳者の創意工夫が問われます．トランスジェンダーとしてあえて特殊な代名詞を使用しているということを伝える必要があるなら，そのことを訳注で説明してもよいでしょう．

Column 7　i.e. と e.g.

　この2つはよく使用される略号ですが，しばしば混同されます．いずれもラテン語の略ですが，**i.e.** は id est の略で，英語の it is にあたります．**e.g.** のほうは exempli gratia の略で，英語の for example です．i.e. は「すなわち」，e.g. は「たとえば」を意味して全く異なる意味になるので，注意が必要です．

> From initially driven by positive reinforcement (**i.e.**, "reward"), alcohol use becomes increasingly driven by negative reinforcement (**i.e.**, "relief"). (SUD, p.125)
>
> ● 最初は正の強化（すなわち「報酬」）から始まった飲酒が，次第に負の強化（すなわち「息抜き」）になっていく．

> Development of addiction is a complex process influenced by the unique pharmacological properties of drugs, individual vulnerability factors (**e.g.**, sex/gender, age, race, genetic makeup, psychiatric comorbidities), and environmental and social factors (**e.g.**, drug availability, stress, poverty). (SUD, p.149)
>
> ● 嗜癖の形成は複雑な過程であって，薬物の薬理学的特性，個人の脆弱要因（たとえば，性別，年齢，人種，遺伝的体質，精神医学的合併症），環境的および社会的要因（たとえば，薬物の入手しやすさ，ストレス，貧困）などの影響を受ける．

2　より自然な訳文へ

4 主語を訳す？ 訳さない？

　文法上，主語は英語では必須ですが，日本語では省略することができます．ですから，英語の主語をすべて訳してしまうと，日本語としてはくどくなってしまいます．かといって，省略しすぎてもわかりづらくなるので，そのあたりのバランス感覚が重要になります．（後述「**代名詞はそのまま？**」p.73 参照）

　主語をすべてそのまま訳すのではなく，適宜省略したりほかの言い回しに置き換えたりする．

Although his parents indicated that **they** were first concerned about his development when **he** was 18 months of age and still not speaking, in retrospect **they** noted that, in comparison to their previous child, **he** had seemed relatively uninterested in social interaction and the social games of infancy.（Lewis, p.428）

△ 彼の両親は，彼が生後 18 か月の頃まだ言葉を発していなかったので彼らは心配し始めたとしながらも，今振り返ってみて，彼らは，第一子と比べると彼は，対人交流にあまり関心を示さず幼児が好む遊びにも興味がないようであったと述べた．

○ 彼の両親は，わが子が生後 18 か月の頃まだ言葉を発していなかったので［省略］心配し始めたとしながらも，今振り返ってみて，［省略］第一子と比べるとジョンは，対人交流にあまり関心を示さず幼児が好む遊びにも興味がないようであったと述べた．

Mary became more isolated. **She** stayed in her bedroom at home. **She** refused to do any chores or to talk to her parents. It was when **she** had started refusing even to eat that her parents realized something was seriously wrong with her.

△ メアリーは次第に孤立するようになった．彼女は，家では寝室にこも

> りっきりであった．彼女は，家事の手伝いをしようとも彼女の両親と口をきこうともしなかった．彼女が食べることも拒否するようになって初めて，両親は彼女の状態が深刻であることに気づいた．
>
> 🟠 メアリーは次第に孤立するようになった．そして，家では寝室にこもりっきりであった．また，家事の手伝いをしようとも彼女の両親と口をきこうともしなかった．メアリーが食べることも拒否するようになって初めて，両親は彼女の状態が深刻であることに気づいた．

　原文に出てくる they, he, she を全部「彼らは」「彼が」「彼女が」などと訳すととてもくどくなってしまいます．こういうところが学校英語の弊害です．より自然な日本語にするには，自明な主語は省略したり，「そして」「また」といった接続詞に置き換えたりすることができます．同じ主語が続けば，時々「ジョン」「メアリー」という固有名詞に戻したり「わが子」などと文脈に応じた表現で訳したりすることも，くどさを避けるために有用です．主語の省略や置き換えに明確なルールはありませんが，著者は，だいたいのめやすとして，上のメアリーの例文のように主語が自明な場合でも，2～3 文ごとに主語を入れるようにしています．その際もちろん，同じ主語を繰り返して単調にならないようにします．

　ただし，英文の主語を省略したりほかの言い回しに置き換えたりするばかりでなく，場合によっては，原文にない主語を追加して補ったりするほうが，日本語としては自然になったりわかりやすくなったりすることもあります．

> Indeed, as children get older, their aggression is more often related to a **perceived** hurt or slight.（Lewis, p.84 より一部改変）
>
> △ 実際，子どもが成長するにつれて，感知された傷つきや侮辱に関連して攻撃的になることが増える．
>
> 🟠 実際，子どもが成長するにつれて，自分が傷つけられたとか侮辱されたとか感じたときに攻撃的になることが増える．

　このように perceived という過去分詞を形容詞の限定用法的に用いる例は比較的よくみられます．子ども自身が感じる主観的な傷つきや侮辱を問題としているのであって，実際に何が起こったかを問題としているのではありません．これを原文どおり「感知される」とだけ訳しても非常にわかりにくいので，このよう

に想定される主語を補ったほうが自然な日本語になります．

Column 8 aggressive

「攻撃的な」という訳が一般的ですが，必ずしも暴力を行使するとか相手をやっつけるという意味合いはありません．何かに取り組むときに「どんどん攻める」というニュアンスです．

> She herself volunteered to be a living lobar lung donor and she **aggressively** pursued other potential donors until she found one. (Lewis, p.922)
>
> △ 彼女自身が生体肺葉移植ドナーとなることを申し出たうえで，ほかのドナー候補を<u>攻撃的に</u>探し，ついに1人見つけたのだった．
>
> ◉ 彼女自身が生体肺葉移植ドナーとなることを申し出たうえで，ほかのドナー候補を<u>積極的に</u>探し，ついに1人見つけたのだった．

2 表現の違い

文法的な違いを別にしても，英語では日本語とは異なる表現が好まれることがあります．

 基本ルール

日英の表現の違いを意識して，日本語として自然な表現を優先する．

1 日本流に変換する

Introduction で，「英語を日本語に直す」置換型翻訳ではなく「英語で書いてあることを日本語で説明する」説明型翻訳が大切であると力説しました．だから，できるだけ日本流の表現にすることが必要になります．

> strengths and limitations
> △ 強みと限界
> ○ 長所と短所

このように，**日本語ではどう言うのが普通か**という視点が重要です．

> Acute phase results indicated **greater decrease** of depression with CBT plus switch to another medication.（Lewis, p.505）
> △ 急性期治療の結果を分析すると，CBT＋投与薬剤変更群において，抑うつ症状の減少がより大きかった．
> ○ 急性期治療の結果を分析すると，CBT＋投与薬剤変更群において，抑うつ症状の減少がより顕著にみられた．
> ○ 急性期治療の結果を分析すると，CBT＋投与薬剤変更群において，抑うつ症状の減少幅がより大きかった．

原文は **greater** になっていても，日本語では減少が「大きい」とはあまり言いません．そのほかにも，たとえば，the magnitude of the OR varies **strongly** という文では「強く」よりも「大きく」と訳すほうが日本語としては好ましいですし，when he was going to primary school は「小学校に通っているとき」としなくても「小学生のとき」で十分です．また，英語には，live a life という，ちょっとまどろっこしい言い回しがあります．直訳すれば「生活を生きる」ですが，日本語ではやはり「生活を送る」が自然です．run a race なども「競走を走る」とは言いません．

語句に関しても，英語での呼び名を日本流に変換したほうがピンときやすいことがあります．

> *School psychologists* are either employed by the school or have a contract with the school to administer and interpret psychological testing and help construct **IEPs** for students to address their specific learning difficulties. *School nurses* address acute health care needs of students, and administer medications to students.（Lewis, p.959 より一部改変）
>
> △ 「学校心理士」は，学校職員である場合も学校と契約を結んだ外部職員である場合もあるが，生徒の学習困難に対処するために，心理検査の実施と解釈や個別教育プログラムの作成に関与する．「学校看護師」は，生徒の健康上の問題に対処したり，投薬を行ったりする．
>
> ○ 「スクールカウンセラー」は，学校職員である場合も学校と契約を結んだ外部職員である場合もあるが，生徒の学習困難に対処するために，心理検査の実施と解釈や個別支援計画の作成に関与する．「養護教諭」は，生徒の健康上の問題に対処したり，投薬を行ったりする．

　school psychologist と school nurse を，それぞれ「学校心理士」「学校看護師」と直訳するよりも，日本でそれに相当する「スクールカウンセラー」「養護教諭」と訳したほうがわかりやすいでしょう．ただし，その立場や業務が日本と違う場合，その違いを伝えるためにはあえて違う用語で訳したほうがよいかもしれません．この例でも，日本のスクールカウンセラーは学校職員ではないことが多いので，厳密にいえば正確な記述ではありません．このあたりは，違いを強調したほうがよいのかどうか，訳者の判断に委ねられるところです．なお，この例では，**IEP**（Individualized Educational Program）も，日本流に言い換えています．

Column 9　医療用語

　医療の現場で使われる表現にも日英の違いがあります．また，日本でもそうですが，医療現場では特殊な慣用表現があるので，心得ておく必要があります．

> Varenicline is titrated to a dose of 1 mg twice a day in the first week.（SUD, p.287）
> ✖ バレニクリンは，最初の1週間で，1 mg 分2の投与量まで用量設定される．
> ⭕ バレニクリンは，最初の1週間で，2 mg 分2の投与量まで用量設定される．
> ⭕ バレニクリンは，最初の1週間で，1 mg を1日2回の投与量まで用量設定される．

　医学文献では，薬物の処方量は通常1日量で示されますが，用法を指定するときには注意が必要です．日本では，1日量を記したうえで「分3食後」などと表記しますので，1回量は1日量を服用回数で等分して割り出す必要があります．しかし米国では，1回量を記載するので，逆に，1回量を服用回数倍することによって1日量がわかります．上記の原文の「1 mg」は1日量でなく1回量であることを知らないと誤訳してしまいます．なお，米国では1日2回服用を「**BID**」，1日3回服用を「**TID**」と表記（小文字の場合もあります）しますが，この場合も1回量を記しますので，日本の「分2」「分3」とは異なります．

> risperidone 0.5 mg BID
> ✖ リスペリドン　0.5 mg　分2
> ⭕ リスペリドン　1 mg　　分2
> ⭕ リスペリドン　0.5 mg　1日2回

そのほか，以下のような処方・指示用語があります．

HS	眠前	(*hora somnii*)
PO	内服	(*per os*)
PRN	頓服	(*pro re nata*)
q	ごと	(*quaque*)
stat	至急	(*statim*)

より自然な訳文へ

語源はいずれもラテン語です．「q」は，q4h（4時間ごと），QD（1日1回）といったように用いられます．

医療現場では，「x」を使った略号がよく使われます．

Dx	診断（diagnosis）
Fx	家族（family）または骨折（fracture）
Hx	病歴（history）
Rx	処方（*recipe*）
Tx	治療（treatment）

recipe はラテン語です．

R/O	除外診断（rule out）
S/O	疑い（suspect of）

この2つは日本でも使われますね．

そのほか，英語圏でよく使われる慣用表現や略記をあげてみます．

CC	主訴（chief complaint）
D/C	中止（discontinue）
F/U	フォロー（follow-up）
HPI	現病歴（history of present illness）
NKDA	薬物アレルギー歴なし（no known drug allergies）
PE	身体診察（physical examination）
PMH	既往歴（past medical history）

2　主語は人？

原文が非生物を主語としている場合でも，人を主語として訳すこともできます．

These laws have been successful in protecting nonsmokers, as they

are generally highly complied with and now accepted by smokers. (SUD, p.513)
- これらの法律は喫煙者によってよく遵守されて今やしっかり受け入れられているため，非喫煙者の適切な保護のために役立ってきた．
- 喫煙者がこれらの法律を非常によく遵守して今やしっかり受け入れているため，非喫煙者の適切な保護のために役立ってきた．

このように，述語が意志を伴わない動詞（「役立ってきた」）の場合は，非生物（「これらの法律」）を主語として訳しても不自然さはありません．

しかし，述語が意志を伴う動詞である場合は，非生物を主語にして訳すといわゆる擬人法となり，ちょっときどったような言い回しになります．特殊な効果を意図的に狙う場合は別として，特に明快を旨とする科学文献では，**人を主語として言い直す**ほうが素直に読めます．

基本ルール

意志を伴う動詞が述語となっている場合は，できるだけ人を主語にして訳す．

This also affords an opportunity for parents to identify information they have not yet shared with the adolescent. (Lewis, pp.314-315 より一部改変)
- △ このやりかたは，まだ青年と共有していない情報を保護者が特定する機会を与えてくれる．
- このやりかたによって，保護者は，まだ青年と共有していない情報を特定する機会を得ることができる．

上記◎の訳文では，identify の意味上の主語である parents を文全体の主語にしています．

Impulsivity and impaired decision making in alcoholism may offer an additional category of treatment targets. (SUD, p.128)

> △ アルコール症における衝動性や意思決定にまつわる問題は，新たな治療標的を提供するかもしれない．
> ● アルコール症における衝動性や意思決定にまつわる問題は，新たな治療標的になりうるかもしれない．

　この例では，原文の主語 Impulsivity…alcoholism がいずれの訳文でも主語「アルコール症…問題」として訳されています．しかし，述語 **offer** の訳語が，△の訳文では「提供する」という意志を感じさせる訳語となっているので，擬人の程度が強くより不自然な感じを与えます．「なりうる」のほうは擬人のニュアンスがないので，より自然です．

> **Discovery of individuals' SUD** may occur at any point in the incarceration process.（SUD, p.799 より一部改変）
> △ 自分が SUD（物質使用障害）を抱えているという気づきは，拘禁期間中にいつでも起こりうる．
> ● (患者は) 拘禁期間中に，自分が SUD（物質使用障害）を抱えているということに気づくことがある．

　「気づきが起こる」というやや不自然な表現よりも，気づく人を主語にしたほうが自然です．
　人を主語にして言い直す場合は，「われわれは」「患者は」のように，その文脈に応じて適切な主語を選択することが重要になります．こういうところも，単なる置換型翻訳ではできないことです．

Column 10　訳しにくい語（2）：entail

　entail は「〜を伴う」「〜を必要とする」といった訳があてられますが，「必然的に生じる結末」というのが中核的なイメージのようです．

> A sound prescribing practice **entails** obtaining informed consent from patients.（SUD, p.803 より一部改変）

- △ 処方を的確に行うには，患者からインフォームドコンセントを得ることが<u>伴う</u>．
- ◯ 処方を的確に行うには，患者からインフォームドコンセントを得ることが<u>必要となる</u>．

Learning to read through the use of Braille is potentially a more complex process than learning to read using vision, because it **entails** linguistic, motor, and spatial skills. (Lewis, p.132)

- ◯ 点字を読むことを習得するには，言語的，運動的，空間的スキルが<u>要求される</u>ため，視覚で読むことを習得するよりも複雑なものになろう．

3 受動態？　能動態？

前項で述べた主語を人とするか非生物とするかという問題は，述語の動詞の形にも関係してきます．前項最初の例では，

These laws have been successful in protecting nonsmokers, as they **are** generally highly **complied with** and now **accepted by** smokers. (SUD, p.513)

- ◯ これらの法律は喫煙者によってよく<u>遵守されて</u>今やしっかり<u>受け入れられている</u>ため，非喫煙者の適切な保護のために役立ってきた．
- ◯ 喫煙者がこれらの法律を非常によく<u>遵守して</u>今やしっかり<u>受け入れている</u>ため，非喫煙者の適切な保護のために役立ってきた．

となっていました．このように，主語が変わると動詞もそれに合わせて受動態になったり能動態になったりするのです．

英語の態（voice）には能動態（active voice）と受動態（passive voice）があります．日本語にもそれに相当する表現がありますが，著者の印象では，英語は日本語よりも受動態を多用するように思います．日本語の受動態はとかく硬く

不自然になりがちなので，**原文が受動態であっても可能な限り能動態で訳す**ほうがよいと考えています．

 基本ルール

原文が受動態でも，訳文はできるだけ能動態を優先する．

> Certain clinical challenges are commonly **encountered by clinicians** who treat stimulant users.（SUD, p.165）
> △ ある種の臨床的難題は，精神刺激薬使用者を治療する臨床家によってしばしば遭遇される．
> ○ 精神刺激薬使用者を治療する臨床家は，ある種の臨床的難題にしばしば遭遇する．

命令形として訳したほうがよい場合もあります．

> For a more comprehensive review of this literature, readers **are referred** to Livingston and Traynor (2018).（SUD, p.181）
> △ これに関する文献のより包括的な展望については，読者は Livingston and Traynor (2018) を参照させられる．
> ○ これに関する文献のより包括的な展望については，Livingston and Traynor (2018) を参照せよ．

ただし，単調な能動文が続くのを避けるためにところどころ受動態にして変化をつけたい場合は受動態でもかまいませんし，主語をあえて曖昧にしたい場合や主語が不明または不特定である場合は，受動態しか選択肢がないこともあります．

> These scales have also been adapted to assess electronic cigarette dependence.（SUD, p.273）
> ○ これらの尺度は，電子タバコ依存も評価できるように改変されている．

この場合は誰が「改変した」のかが明確でない（もしくは主題ではない）ので，受動態で違和感はありません．

　また，前文で話題になったことを受けてその話題を次文で引き継ぐ場合に，むしろ受動態が好ましいことがあります．前文の話題のキーワードを主語として次文を始めれば引継ぎがスムーズになるからです．そういう場合は原文も受動態になっていることが多いので，能動態に変換せずそのまま訳します．

According to the Agency's analysis, as of December 2012, in the United States, approximately 96,000 cochlear implants were implanted in patients. Also, in the United States, approximately 60% of the cochlear implants (N = 58,000) **were implanted** in patients who are 18 years of age and older, while the remaining 40% of the cochlear implants (N = 38,000) **were implanted** in pediatric patients who are 17 years of age and younger. (Lewis, p.126 より一部改変)

△ この機関の分析によると，2012年12月の時点で，米国においては，約96,000の人工内耳が患者に使用されていた．加えて，米国においては，18歳以上の患者が人工内耳の60%（58,000件）を使用している一方，17歳以下の小児患者が残りの40%（38,000件）を使用していた．

● この機関の分析によると，2012年12月の時点で，米国においては，約96,000の人工内耳が患者に使用されていた．加えて，米国においては，人工内耳の60%（58,000件）が18歳以上の患者に使用されている一方，残りの40%（38,000件）は17歳以下の小児患者に使用されていた．

　このくだりでは，人工内耳に関する統計が話題になっているので，後半の文でも人工内耳を主語にしたほうがスムーズにつながります．もしそうではなくて，聴覚障害の人がどのような治療や支援を受けているかが話題になっているのであれば，人を主語にした△の訳のほうがふさわしいでしょう．このように，一律に能動態ばかり用いるのではなく，文中で何を強調すべきかによって能動態と受動態のどちらがふさわしいかを決めることも重要です．

Column 11　work with

　この work with も，医学関連文献でよく見かける表現です．直訳すると「一緒に働く」になってしまいますが，支援者や治療者と患者の関係について述べる文脈では，「支援する」「治療する」と訳したほうがよいでしょう．この場合の with は，「〜と一緒に」というよりも「〜を対象に」というニュアンスです．

> When therapists are **working with** patients who have substance use disorders, the use of therapeutic elements of kindness, support, and empathy is extremely important. (SUD, p.341 より一部改変)
> △ 治療者が物質使用障害の患者と一緒に働く際には，優しくする，サポートする，共感するといった治療的要素が極めて重要である
> ● 治療者が物質使用障害の患者を支援する際には，優しくする，サポートする，共感するといった治療的要素が極めて重要である

4　名詞より動詞で訳す

　同じような内容を表現するにも，英語では名詞が好まれ，日本語では動詞が好まれる傾向があります．

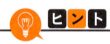

英語の名詞を動詞に変換して和訳するほうがよいことがある．

> You must ensure Ken's **understanding** of treatment options for his daughter.
> △ ケンの娘の治療選択肢の理解を確認する必要がある．
> ◎ ケンが娘の治療選択肢を理解していることを確認する必要がある．

この場合は，名詞で訳すと助詞「の」が連続してしまうので，動詞で訳したほうが自然だと思います．（**Chapter 4「同語や同音の繰り返し」**p.120 参照）

> Heavy alcohol **consumption** over an extended period of time leads to the **development** of tolerance, after which **cessation** of intake results in the **emergence** of withdrawal. (SUD, p.124)
> △ 長期にわたる大量の飲酒は耐性形成に導き，その後摂取中断の結果離脱症状出現に至る．
> ◎ 長期にわたって大量に飲酒すると耐性が形成され，その後摂取を中断すると離脱症状が出現する．

この例では，「飲酒」の部分が名詞から動詞に変換されるのに伴って，「長期にわたる」「大量の」の部分も「長期にわたって」「大量に」に変換されていることにご注意ください．名詞を動詞に変換すると，名詞を修飾した部分にも変換が必要になります．

❗ 基本ルール

名詞を動詞に変換して訳した場合，他の部分も変換する必要がある．

原文が how to や the way to を含むフレーズであれば，動詞で訳すには「どうすれば〜」「どのようにすれば〜」といった言い回しになります．

> What, then, is **the best way to** avoid litigation? (Lewis, p.1007)
> △ では，最も効果的に訴訟を避ける方法は何であろうか？
> ◎ では，最も効果的に訴訟を避けるにはどのようにすればよいのであろう

か？

　同一文中で，**列挙されている項目を名詞中心で訳すか動詞中心で訳すかは，統一するべきです**（**Chapter 4**「言い回しの統一」p.122 参照）．

> There continues to be a great deal of research regarding comorbid ADHD and SUDs, both in terms of **how the disorders are linked mechanistically** and in terms of **prevention and the best course of action for treatment**. (SUD, p.740)
> △ ADHD と SUD（物質使用障害）がメカニズム的にどのように関連しているかという観点から，また予防と最善の治療という観点から，これらの障害の合併に関して多くの研究が続けられている．
> ● ADHD と SUD（物質使用障害）がメカニズム的にどのように関連しているかという観点から，またどのようにすれば予防と最善の治療を行えるかという観点から，これらの障害の合併に関して多くの研究が続けられている．
> ● ADHD と SUD（物質使用障害）の互いに関連するメカニズムという観点から，また予防と最善の治療という観点から，これらの障害の合併に関して多くの研究が続けられている．

　この例の原文では，in terms of に続くフレーズが，最初は how 節になっていますが，2 回目は名詞句になっています．こういう場合も，訳すときはどちらかに統一したほうが自然だと思います．

　「〜すること」とも「〜するか」ともせず，完全に別の述語として訳すこともあります．

> I felt **a strong urge** to smoke.
> ● 私は，煙草を吸いたい衝動に駆られました．
> ● 私は，煙草を吸いたくてたまらなくなりました．

　この訳文はそのまま名詞（「吸いたい衝動」）で訳しても不自然ではありませんが，硬さが異なります．

5 前置詞＋名詞＝？

動詞と名詞について述べたことが，前置詞句を訳すときにも当てはまります．〈前置詞＋名詞〉という**前置詞句中の名詞は，動詞として訳す**ほうが日本語として自然になることがあります．

> Opioid antagonists block or diminish the reinforcing effects of opioids and decrease the risk of overdose **with resumption** of opioid use.（SUD, p.213）
> - オピオイド拮抗薬はオピオイドの強化作用を遮断もしくは減弱し，オピオイド使用再開に伴う過剰摂取のリスクを減らすことができる．
> - オピオイド拮抗薬はオピオイドの強化作用を遮断もしくは減弱し，オピオイド使用を再開したときの過剰摂取のリスクを減らすことができる．

この場合は，どちらの訳文でも意味は変わりませんが，動詞で訳したほうがやや柔らかい印象を受けるかもしれません．

> Cigarette dependence among smokers can be assessed **through use** of a combination of these two measures.（SUD, p.273 より一部改変）
> - これら2つの尺度の組み合わせの使用を通じて，喫煙者におけるタバコ依存を評価することができる．
> - これら2つの尺度を組み合わせて使用して，喫煙者におけるタバコ依存を評価することができる．

> **Despite the common assertion** that cannabinoids are useful as hypnotics, the existing literature is unclear in this regard.（SUD, p.246）
> - カンナビノイドは睡眠薬として有用であるという一般的な主張にもかかわらず，文献上この点は明らかになってはいない．
> - カンナビノイドは睡眠薬として有用であると一般的に主張されているが，文献上この点は明らかになってはいない．

原文の名詞をそのまま名詞として訳すような置換型翻訳では，こういう柔軟性は生まれません．

> **Column 12　assent と consent**
>
> いずれも通常「同意」と訳されますが，assent は他者の意見や考えへの同意，consent は法的な契約締結などへの同意に使われる傾向があるようです．医学関連文献では，インフォームドコンセントといわれるように，治療計画などへの正式な同意には consent，正式でない同意には assent が使われ，比較的はっきり使い分けられています．正式でない同意とは，患者が未成年の場合などです．以下の例文では，両者を区別するために，**consent** を「**同意**」，**assent** を「**合意**」と訳し分けました．
>
> > This is all the more true for visual material, itself difficult to disguise, and therefore requiring **assent** from the minor and **consent** from the guardian. (Lewis, p.16)
> > ● この点について，視覚的資料は手を加えることがむずかしいので特に注意が必要であり，未成年者からの合意と保護者からの同意を得る必要がある．
>
> > As children are legally minors and therefore unable to provide legal **consent**, it is required that they **assent** to their participation in research studies. (Lewis, p.17)
> > ● 子どもは法的には未成年で法的な同意能力はないため，研究への参加にあたっては，合意する必要がある．
>
> assent も consent も，動詞としても使われます．

6 代名詞はそのまま？

　英語は日本語よりも代名詞を多用します．その代名詞を全部訳すと，日本語としてはくどくなります．しかも，日本語の日常会話では，恋人同士を指すとき以外は「彼」「彼女」なんて言わないので，his, him, her をいちいち「彼の（を）」「彼女の（を）」と訳すとくどさは倍増します．省略してよいことも多いですし，どうしても誰のことか示す必要があるときは**「主語を訳す？　訳さない？」**（p.56）で述べたように適当に本来の固有名詞に切り替えたり，「あの子」「あの人」など日本語にありがちな表現を使って変化をつけたりするとよいと思います．

> At 24 months, motor skills were age appropriate and John exhibited some nonverbal problem-solving skills close to age level. **His** language and social development, however, were severely delayed, and **he** was noted to be resistant to changes in routine and unusually sensitive to aspects of the inanimate environment. **His** play skills were quite limited and **he** used play materials in unusual and idiosyncratic ways.（Lewis, p.428）

△ 生後 24 か月時点で運動能力は年齢相応であり，ジョンの非言語的問題解決能力はほぼ年齢相応でした．しかしながら，<u>彼の</u>言語発達および社会性の発達は大幅に遅れており，<u>彼は</u>ルーティンの変化に抵抗し，物理的環境に異常なほど敏感でした．<u>彼の</u>遊びのスキルは非常に限られており，<u>彼は</u>おもちゃを通常とは違う独特のやりかたで使用しました．

△ 生後 24 か月時点で運動能力は年齢相応であり，ジョンの非言語的問題解決能力はほぼ年齢相応でした．しかしながら，<u>[省略]</u>言語発達および社会性の発達は大幅に遅れており，<u>[省略]</u>ルーティンの変化に抵抗し，物理的環境に異常なほど敏感でした．<u>[省略]</u>遊びのスキルは非常に限られており，<u>[省略]</u>おもちゃを通常とは違う独特のやりかたで使用しました．

● 生後 24 か月時点で運動能力は年齢相応であり，ジョンの非言語的問題解決能力はほぼ年齢相応でした．しかしながら，<u>[省略]</u>言語発達および社会性の発達は大幅に遅れており，<u>[省略]</u>ルーティンの変化に抵抗し，物理的環境に異常なほど敏感でした．<u>ジョンの</u>遊びのスキルは非常に限ら

> れており，[省略]おもちゃを通常とは違う独特のやりかたで使用しました．

　このように，代名詞を全部訳出するとくどくなりますが，全部省略してしまうと若干単調になります．このあたりは好みが分かれるところかもしれませんが，著者は上記のジョンの例のように，時々代名詞を訳出（代名詞のままもしくは固有名詞にもどして）したほうが，リズムが整うように感じます．

　また，代名詞を省略しすぎると，誰のことかわかりにくくなることがあります．上の例では登場人物がジョンだけなのでその心配はありませんが，複数の人が登場する場合は気をつける必要があります．

　代名詞が前出の代名詞と同じ人を指すなら，「自分」「（自分）自身」を使ってくどさを改善できます．（「**代名詞の性**」p.53，**Chapter 4**「**スラッシュ（/）**」p.139 参照）

　代名詞ではありませんが，次のような場合も注意が必要です．

> The prevalence of psychiatric disorder was 50% if assessed on the basis of symptoms and diagnoses alone, without taking account of impairment, but 18% if **the latter** was required for case definition.
> (Lewis, p.216)
>
> ✖ 精神障害の有病率は，機能障害を考慮に入れることなく症状と診断のみで評価した場合は50%であったが，<u>後者</u>を必須とした場合は18%であった．
>
> △ 精神障害の有病率は，機能障害を考慮に入れることなく症状と診断のみで評価した場合は50%であったが，<u>前者</u>を必須とした場合は18%であった．
>
> ◎ 精神障害の有病率は，機能障害を考慮に入れることなく症状と診断のみで評価した場合は50%であったが，<u>機能障害</u>を必須とした場合は18%であった．

　訳すと語順が変わってしまうので，「後者」が何を指すかわからなくなってしまいます（この✖の訳文の場合は「症状と診断」を指すように読めてしまいます）．こういうときは原文どおり「後者」と訳すのではなく，指すものをはっきり示しましょう．この場合,「前者」と修正するだけでは「症状と診断」の前者，

つまり「症状」とも読めてしまうので,「機能障害」とするのが最善でしょう.

> ### Column 13　incidence, prevalence, rate
>
> 　ある疾患に関して,ある期間中にみられた新たな症例の発生率を意味する **incidence** は「発症率」,ある時点でその疾患に罹患しているケースの割合を示す **prevalence** は「有病率」と訳されるのが一般的です.ここまではわかりやすいのですが,同じような文脈でしばしば,**rate** という表現が用いられます.これは「割合」しか意味しないので,発症率のことなのか有病率のことなのかこれだけではわかりません.その **rate** の計算法が原文中に示されているなど,発症率または有病率を指していることが文脈からはっきりする場合は,そのように訳したほうがよいでしょう.
>
> > For most psychotropics, practitioners must rely on the FDA trial data for that agent, by comparing the **rate** of new-onset seizures in patients receiving active medication to the **rate** in those receiving placebo.（Lewis, p.943 より一部改変）
> > - ほとんどの向精神薬に関して,医療関係者は,その薬剤に関する米国食品医薬品局の試験データをもとにして,実薬を投与されている患者のけいれん発作発症率と偽薬を投与されている患者の発症率を比較するしかない.
>
> > The **rate** of serious intellectual disability in some resource-poor countries ranges from 5 to 16.2 per 1,000 population, significantly higher than the **rate** in the West.（Lewis, p.45）
> > - 発展途上国における重度知的障害の有病率は人口 1,000 人あたり 5〜16.2 人であり,西欧諸国の有病率よりもかなり高率である.
>
> 　これらの例文では,new-onset と記載されていることや全体の内容から,それぞれ発症率と有病率であることがうかがえます.

> 引用文献を紹介している部分であれば，そのもと文献にあたって rate の意味を確認する必要があります．rate という曖昧な言葉をより明確に訳すことができれば，原書よりも訳書のほうがワンランク上になります！

7 どの語句を否定する？

Chapter 1「**否定表現**」(p.32) で，原文の否定辞が何を否定しているかを正しく理解することが大切だと述べました．訳文でも，何が何を否定すればより自然になるかを意識しましょう．

> He also **does not think** that the marijuana that he uses is laced with other drugs but is not sure.（Lewis, p.981）

この文は主節の think を否定していますが，従文を否定してもほぼ同じ意味になります．

> He also thinks that the marijuana that he uses **is not laced** with other drugs but is not sure.

このような複文の場合，主節を否定 (does not think) しても従文を否定 (is not laced) しても意味はおおむね変わりません．しかし英語では一般的に，主節を否定するほうが好まれます．これを**否定辞繰り上げ**といいます．否定辞が文頭に近い位置に「繰り上げ」られるわけです．

これらの例文を忠実に訳すとそれぞれ次のようになります．

- 彼は，自分が使っている大麻に他のドラッグが混じっているとも思っていないが，確信はない．
- 彼は，自分が使っている大麻に他のドラッグが混じっていないとも思っているが，確信はない．

どうでしょう？　意味はもちろんそんなに変わりませんが，著者は，日本語としては2番目の訳文，すなわち従節を否定した訳しかたのほうが自然に感じます．ただもちろん，主節を否定した訳しかたでも間違いではありません．あくまで，日本語としての自然さを優先してください．

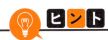

否定文を訳すとき必ずしも原文どおりの否定でなくてもかまわない．

次の例のように，不定詞句を含む場合も同様です．

> However, rates of attempted suicide, on the other hand, **do not appear** to be lower in Muslims as compared to non-Muslims. (Lewis, p.44)
> ○ しかしその一方で，非回教徒と比較して，回教徒の自殺企図率が低いようには見受けられない．
> ○ しかしその一方で，非回教徒と比較して，回教徒の自殺企図率が低くはないように見受けられる．

以上は動詞を否定する例ですが，原文で名詞が否定されている場合も，どの語句を否定するのがより自然かを考えましょう．

8　二重否定

これも否定表現に関する話題です．英語は日本語よりも二重否定を多用するのではないでしょうか．否定辞を重ねる二重否定はとかくわかりづらくなりがちなので，**可能な限り肯定的に訳す**ほうがよいことがあります．

> But, in fact, these children's evaluations of others were **not out of line**. (Lewis, p.93 より一部改変)
> △ しかし，実際のところ，これらの子どもたちの目に映る他者の姿は，現実的なものでないわけではなかった．
> ○ しかし，実際のところ，これらの子どもたちの目に映る他者の姿は，現

実的なものであった．

次の例文は，二重否定が満載です．

> Just as we would **not** have a patient's seizures go **untreated**, we and our colleagues in neurology should **not overlook** the psychiatric and psychological comorbidities commonly present in children with epilepsy, and ensure that these do **not** go **undiagnosed** and **untreated**.
> (Lewis, p.943)
> △ われわれが患者の発作を治療しないことをしないのと同様，われわれも神経内科医も，てんかん児にみられる精神医学的，心理学的併存症を見逃すべきではなく，これらの併存症が診断されることもなく治療されることもなく放置されないようにするのである．
> ◎ われわれが患者の発作を未治療のままにしないのと同様，われわれも神経内科医も，てんかん児にみられる精神医学的，心理学的併存症に注意を払うべきであり，未診断・未治療のまま放置してはならない．

　この例では，「未治療」という熟語を利用することによって，二重否定をより自然に訳しています．
　同じように，**no less**，**not uncommon**，**not infrequently** なども二重否定ですが，それぞれ「劣らない」「珍しくない」「まれではない」「少なくない」と和訳すると二重否定にならないので，あまり違和感がありません．
　without が用いられている二重否定も，否定のまま訳してもあまり不自然になりません．

> This integration will **not** occur **without** robust policy changes at the federal and state levels. (SUD, p.109)
> ◎ こういう統合は，連邦レベルならびに州レベルでの堅牢な政策変更がなければ実現できないだろう．
> ◎ こういう統合は，連邦レベルならびに州レベルでの堅牢な政策変更によって実現できるだろう．

Column 14　訳しにくい語（3）：manage

manageは，「（苦労して）なんとかする」というニュアンスですが，しっくりくる訳がなかなかみつからないことが多いものです．文脈に応じて，臨機応変な訳を考えましょう．

> Debbie knew that her life would be easier to **manage** in the future.
> △ デビーは，自分の未来がより扱いやすくなるであろうことをわかっていた．
> ○ デビーは，自分の未来がより快適なものになるであろうことをわかっていた．

> This behavior was **managed** by increasing dosages of his atypical antipsychotic medications.（Lewis, p.920）
> △ この行動を取り扱うために，非定型抗精神病薬が増量された．
> ○ この行動に対処するために，非定型抗精神病薬が増量された．

9　使役用法と再帰用法

使役用法や再帰用法を含む英文はそのまま訳さない．

こういう場合はまさに，説明型翻訳が必須となります．置換型翻訳だと非常に不自然な日本語になってしまうので，頭のなかで原文の内容をよく整理したうえで，日本語で「説明」します．

❶ 使役用法

英語では，日本語よりも使役用法を多用します．使役動詞には，**allow**, **make**, **get**, **have**, **let**, **help** などがあります．たとえば，誰かが誰かに「〜させる」という意図が明確な場合は，使役として訳しても不自然ではありません．しかし，使役動詞の主語や目的語が非生物で擬人法的に用いられる場合，そのまま使役として訳してしまうと，日本語話者は違和感を覚えることがあります．その場合「〜させる」「〜を許す」と訳すのではなく「〜する」と訳したほうがすっきりします．

> The child and adolescent psychiatrist must not **let** such conversation influence his or her conclusions unless new facts are presented that had not been previously known.（Lewis, p.980）
> △ 児童青年精神科医は，今まで知られていなかった新事実が提示されない限り，こういったやり取りに<u>自身の結論に影響を与えさせ</u>てはならない．
> ● 児童青年精神科医は，今まで知られていなかった新事実が提示されない限り，こういったやり取り<u>によって自身の結論に影響を受け</u>てはならない．

この例文では，**let** の目的語が such conversation という非生物です．

> Long-acting injectable formulations of antipsychotics simplify medication taking and **allow** clinicians to know when a patient is nonadherent.（SUD, p.763 より一部改変）
> △ 抗精神病薬の持効性注射薬の使用によって服薬が簡素化され，臨床家が患者の怠薬を把握<u>することを許す</u>．
> ● 抗精神病薬の持効性注射薬の使用によって服薬が簡素化され，臨床家が患者の怠薬を把握<u>できる</u>．

この例文では，**allow** の主語が，formulations という非生物です．

help も，いちいち「助けるために」「助けとなった」と訳すほどの重みはなく，「〜（できる）ように」「ことができた」程度の訳で十分だと思います．

❷再帰用法

再帰用法というのは，主語自身が目的語となって，その行為が主語自身に及ぶことを指します．この場合，目的語が **himself**，**herself**，**themselves** などとなります．

> Some final outcomes take years to **reveal themselves fully**. (Lewis, p.61)
> △ 最終的な結果がそれ自体の全貌を明らかにするには，数年要することもある．
> ◎ 最終的な結果の全貌が明らかになるには，数年要することもある．

「結果が明らかにする」というのはとても不自然なので，説明型翻訳で言い換えます．

先に紹介した使役動詞が再帰的に用いられる場合も，そのまま使役として訳してしまうと，かなり不自然になってしまいます．

> Further, under stress or unusually severe trauma and neglect, it is very difficult for children to fully develop or **allow themselves** to imagine the intentions of others who may have been hurtful or neglectful. (Lewis, p.80 より　一部改変)
> △ さらに，ストレスや著しく深刻なトラウマやネグレクトがある場合，子どもたちが健全に成長することはむずかしく，自分を傷つけたりネグレクトしたりしてきた人たちの意図を理解することを自分に許すことも非常にむずかしくなる．
> ◎ さらに，ストレスや著しく深刻なトラウマやネグレクトがある場合，子どもたちが健全に成長することはむずかしく，自分を傷つけたりネグレクトしたりしてきた人たちの意図を理解することも非常にむずかしくなる．

Column 15　訳しにくい語（4）：engage

engage の訳は「従事する」「携わる」というものが一般的ですが，これも文脈に応じてさまざまな訳し分けかたがあります．

> Adolescent girls reporting sexual minority identity frequently have had sexual contact with an opposite-sex partner at some point and often **engage** in higher risk sexual contact.（Lewis, p.142 より一部改変）
>
> ○ 性的少数者を自認する青年期女子はしばしば，異性との性的接触の経験があり，かなり危険な性的行動を<u>とっている</u>ことも多い．

> Although Al-Anon and Alateen programs have been reported to be helpful in improving functioning of participating members, they have not yet been shown to improve patient **engagement** in treatment.（SUD, p.417）
>
> ○ アラノンやアラティーンのプログラムは，参加者の生活機能を改善するとされているが，患者の治療への<u>取り組み</u>が改善することは示されていない．

ここでは，**engage** の名詞形 **engagement** を「取り組み」と訳しています．

engage の中核的な意味として「拘束する」というニュアンスがあるので，「しっかりと」何かをするという意味合いが伴います（婚約 **engagement** は拘束ですね！）．

> The more the patient is **engaged** in receiving support, the better his prognosis.
>
> △ 患者が支援に<u>携われば携わる</u>ほど，その予後は良好となる．
> ○ 患者が<u>しっかりと支援を受ける</u>ほど，その予後は良好となる．

この例文では，患者が支援に **engage** するので，「（しっかりと）支援を受ける」が日本語としては最も自然ではないかと思います．

> It is important to note that with sensory impaired children, and more so with the blind and multiply handicapped, any interaction presents an opportunity to teach and **engage** the child.（Lewis, p.132）
> ○ 感覚障害をもつ子ども，特に視覚障害や重複障害をもつ子どもに関しては，どんな形の交流であれ，子どもに何かを教えたり子どもとしっかりかかわったりする機会となるということを認識することが大切である．

ただ単にかかわるのではなく，こちらから子どもに積極的に働きかけるという感じです．

3 » 意味の強弱

言語にかかわらず，文中の様々な要素にはその意味に強弱があります．まず，1つ例をあげます．

> Individuals who carry the premutation of the *FMR-1* gene may have mild cognitive and behavioral symptoms, **including** learning difficulties and social anxiety.（Lewis, p.268 より一部改変）
> △ *FMR-1* 遺伝子の前突然変異をもつ人は，学習困難や社交不安を含む，軽度の認知機能不全や行動上の症状を呈することがある．
> ○ *FMR-1* 遺伝子の前突然変異をもつ人は，学習困難や社交不安など，軽度の認知機能不全や行動上の症状を呈することがある．

こういう場合の **including** は，「それだけではない」というニュアンスが込め

2 より自然な訳文へ

られているだけで，いちいち「〜を含む」と訳す必要はなく，「など」くらいで済ませたほうがよいことが多いと思います．「X includes Y and Z」も同様です．

このように，英文中のすべての語句，すべての要素を「平等に」訳してくどい訳文になってしまうのは，置換型翻訳の弊害です．

余談ですが，著者の趣味は楽器演奏で，プロの指導を受けています．指導者に口を酸っぱくして言われるのが，「すべての音符を同じように弾いてはいけない」ということです．曲のなかでのそれぞれの音には「重さ」があって，軽く弾く音としっかり弾く音とを区別しなさいと言われます．そうでないと，作曲者が曲に込めた音楽性が，聴いている人に伝わらないのです．ピアノやヴァイオリンを習っている子どもの演奏が，音を間違えずに正確に弾いているにもかかわらず音楽的に感じられないことがあるのは，これが1つの理由です．翻訳も同様です．原著者が原文に込めたメッセージがしっかりと読者に伝わるように，メリハリをつけて訳さねばなりません．

英語でよく使用される表現のいくつかを以下にあげます．いずれも，置換型翻訳で文字どおり訳してしまうとくどく感じられ，**説明型翻訳でシンプルに訳す**工夫が必要です．こういう表現はだいたい決まっているので，覚えておくとよいでしょう．

基本ルール

意味の弱い英語フレーズはさらっと訳す．

---

1 be described as, be reported to be

いずれも，「〜と記載されている」とか「〜と報告されている」とすると重すぎる場合には，「〜とのことである」とか「〜とされている」くらいがちょうどよいでしょう．報告や伝聞であることよりもその内容のほうが重要なら，シンプルに「〜である」と訳してしまってもかまわないと思います．

> Many culture-bound syndromes have **been described** worldwide. (Lewis, p.112)
> △ 多くの文化結合症候群が，世界中で記載されてきた．

> 🟠 多くの文化結合症候群が，世界中にみられる．

2　as well as, along with

as well as は，辞書を見ると「〜と同様（に）」といった訳になっていますが，「XとYも」と訳すと，XとYの重みに微妙な違いがあるように感じられます．しかし，英文で **as well as** が使用される文脈ではそのような重みの違いは感じられず，XとYはほぼ同格のことが多いようです．ですから，**as well as** をすべて「同様（に）」と訳すと，不必要に重く感じられることがあり，そういう場合は「と」や「や」で十分です．

> Both mothers and fathers, whether or not they have had prior experience, learn by on-the-job training to read, **as well as** anticipate, their infant's signals. (Lewis, p.7)
> △ 母親も父親も，過去の経験とは無関係に，乳児が発するシグナルを予知することと同様に読み取ることを，「実務訓練」を通じて身につける．
> 🟠 母親も父親も，過去の経験とは無関係に，乳児が発するシグナルを読み取ることや予知することを，「実務訓練」を通じて身につける．

列挙されているものに重みの違いがある場合は，**as well as** を「〜と同様に」と訳しても不自然ではありません．

> Finally, it is now well established that neurogenesis occurs in adults **as well as** in the prenatal period. (Lewis, p.242)
> 🟠 最後に，胎児期同様，成人期においてもニューロン形成がみられることは，今や定説となっている．

この文脈では，ニューロン形成は胎児期にのみみられ成人期にはみられないという従来の説が前提となっており，それを踏まえて，成人期にもみられることが最近わかったということを述べているので，「胎児期」と「成人期」の重みが違うわけです．

このことは，「〜に加えて」と訳されることのある **along with** にもあてはま

ります．

> In addition, powerful paranoia and persecutory delusions are extremely common, **along with** ideas of reference, stereotypy and compulsive acts, blunted affect, poverty of speech, delirium, and violence.（SUD, p.164）

「powerful paranoia and persecutory delusions」に重みを置いてこの英文を訳す場合は，

- さらに，関係念慮，常同行動や強迫行為，感情鈍麻，会話量減少，せん妄，暴力行為に加えて，重度のパラノイアと被害妄想は極めてしばしばみられる．

並列的に訳す場合は，

- さらに，重度のパラノイアと被害妄想や，関係念慮，常同行動や強迫行為，感情鈍麻，会話量減少，せん妄，暴力行為は極めてしばしばみられる．

となります．

3 one of～

> Understanding the neurobiological mechanisms of alcohol addiction is **one of the most important** paths toward removing the stigma of this disease.（SUD, p.128）
> - アルコール依存症の神経生物学的機序を解明することは，この疾患にまつわるスティグマを払拭するうえで特に重要な方向性である．

"one of～"というのは英語話者が好んで使う表現ですが，「～の1つは」とわざわざ訳すほどの重みはなく，「これだけではないけれども」といった軽いニュアンスがこめられている程度のことがあると思います．

ただし，one of〜の部分を強調する必要があれば，

> ○ アルコール依存症の神経生物学的機序を解明することは，この疾患にまつわるスティグマを払拭するうえで<u>特に重要な方向性の1つ</u>である．

とします．

4 one or more of〜

one of〜と同じく，わざわざ訳さなくても意味はほぼ変わりません．むしろないほうがすっきり読めるのではないでしょうか．「1つかそれ以上」ということはいくつあってもよいということですから，情報としての価値はあまりありません．

> When an action potential arrives at the end of the axon, synaptic vesicles fuse with the presynaptic terminal membrane and release **one or more of** a variety of neurotransmitters. (Lewis, p.264)
> ○ 活動電位が神経軸索先端部に到達すると，シナプス小胞が前シナプス終末の膜と融合して，<u>［省略］</u>様々な神経伝達物質を放出する．

これも，「様々な神経伝達物質」の数が重要であれば，

> ○ 活動電位が神経軸索先端部に到達すると，シナプス小胞が前シナプス終末の膜と融合して，様々な神経伝達物質の<u>うち1種類以上</u>を放出する．

とすればよいでしょう．

以上あげた以外にも，くどくならないように気をつけて訳すべきフレーズはたくさんあると思います．原文の意味の強弱を常に意識しましょう．

練習問題

1：A child needs to be informed of what will be happening during treatment.

2：These risks must be kept in mind if the use of zolpidem for CUD is being considered.（SUD, p.256）

3：In rats, pharmacological blockade of TLR4 attenuates morphine tolerance and potentiates the analgesic effects of morphine.（SUD, p.182）

4：In contrast to tolerance, dependence is defined as the appearance of specific physiological and psychological symptoms upon cessation of a drug or administration of an opioid antagonist.（SUD, p.187）

5：Conversely, a physician cannot be forced to treat patients who are unable to pay for services or to use a treatment that he or she is not competent to implement.（Lewis, p.996）

6：No employers are expected to accept an intoxicated employee in the workplace or one who uses drugs on the worksite.（SUD, p.845）

7：It is not uncommon, however, to observe studies that compare a treatment group with a control group on many measures.（Lewis, p.174）

8：Two- and three-year-olds are certain that just by thinking about scary things, they can sometimes make them happen.（Lewis, p.82）

9：Relevant neurobiology includes findings in the areas of neuronal circuitry, neural transmission, and intracellular signaling.（Lewis, p.688）

解答例は章末（p.92～93）参照

Column 16 以上？ 以下？ 未満？

日本語の「X 以上」「X 以下」はいずれも X を含みますが，「X 未満」は X を含みません．一方，英語の **less than X**，**more than X**，**above X**，**below X**，**over X**，**under X** は，いずれも X を含まないので注意が必要です．

> For all standard scores, a score falling 1 SD **below** the mean (**below** the average range) or a score falling 2 SD **above** the mean (well **above** average) occupies the same position relative to the group apart from the instrument used. (Lewis, p.325)
> ○ 標準得点全般に関して，平均を 1 標準偏差下回る得点（平均域未満）や平均を 2 標準偏差上回る得点（平均を遙かに超える）は，使用する測定尺度にかかわらず集団内で同様の位置を占める．

less than，**under**，**below** はいずれも「未満」で対応できますが，問題は，**more than X**，**above X**，**over X** です．厳密に訳すと「X を超える」「X を上回る」となりますが，厳密さが要求されるのでなければ，より簡潔な表現にするために「X 以上」としてしまっても差し支えない場合もあります．

> Many individuals with tics, especially those **above** the age of 10, are aware of premonitory urges. (Lewis, p.535 より一部改変)
> ○ 多くのチック患者は，特に 10 歳以上ともなると，前駆的衝動に気づいている．

> Gray et al. (2012) demonstrated that NAC treatment resulted in **more than** twice the odds of having a negative urine cannabinoid test compared with placebo in adolescents. (SUD, p.257 より一部改変)

> - Grayら（2012）によると，NAC治療によって，尿カンナビノイド検査が陰性になる割合が，プラセボと比較すると，青年患者においては2倍<u>以上</u>になることが示された．

　この文脈では，ちょうど10歳やちょうど2倍の値を含むかどうかに厳密にこだわる必要はないので，「以上」ですませてかまわないでしょう．
　可算名詞の数に関する記述であれば，「X+1以上」としてしまう手もあります．

> Glied and Evans Cuellar describe how 92% of children with serious emotional disturbances in another US study received services from **more than two** systems, and 19% from **more than four**.（Lewis, p.61）
> - Glied and Evans Cuellarは，米国における別の研究の対象となった重度情緒障害を抱える子どもの92%が<u>3か所以上</u>，19%が<u>5か所以上</u>の機関で支援を受けていることを報告している．

英語でXを含む場合は **or** を使った回りくどい言いかたになります．

> However, it is common to see published journal articles in which one or a few reliability coefficients are **below** 0.7, usually 0.6 **or greater**.（Lewis, p.161）
> - しかしながら，雑誌に掲載された論文でも，信頼度係数が0.7<u>未満</u>で，たいていの場合0.6<u>以上</u>になっていることがよくある．

> In the United States, an estimated 19.7 million people age 12 years **or older** had a substance use disorder in 2017.（SUD, p.527）
> - 米国においては，12歳<u>以上</u>のうち1,970万人が，2017年時点で物質使用障害を抱えていると推計された．

範囲を示す **through** は，その数を含みます．

> The American Printing House for the Blind polls each state for the exact number of legally blind children **through** age 21 enrolled in elementary and high school.（Lewis, p.130 より一部改変）
> - 米国視覚障害者支援団体は，法律上盲とみなされる 21 歳までの小学生と高校生の正確な人数に関して，各州に対して調査を行っている．

日本語の「X から」と「X まで」も X を含みます．

練習問題解答例

（問題 1〜9 は p.88 参照）

1：A child needs to be informed of **what will be happening** during treatment.
- 子どもに対しては，治療のなかで(医師たちが)何を行うかを説明する必要がある．

　どんな治療が行われるかという意味なので，「何が起こるか」のような偶発的な表現より，意志をもつ人を主語とする「何を行うか」のほうが自然だと思います．

2：These risks must **be kept in mind** if the use of zolpidem for CUD is being considered. (SUD, p.256)
- CUD（大麻使用障害）の治療のためにゾルピデムの使用を検討しているのであれば，こういったリスクを考慮に入れるべきである．

3：In rats, pharmacological **blockade** of TLR4 attenuates morphine tolerance and potentiates the analgesic effects of morphine. (SUD, p.182)
- ラットにおいては，TLR4 を薬理学的に阻害することにより，モルヒネ耐性が減弱されてモルヒネの鎮痛効果が増強される．

　「薬理学的な阻害が（pharmacological blockade）」という名詞中心の言い回しを「阻害する」という動詞中心に言い回しへ変更したことに伴い，「薬理学的な」という形容詞が「薬理学的に」という副詞に変換されます（「〜な」という語は形容動詞とよばれることもありますが，名詞を修飾するという働きは形容詞と同じです）．

4：In contrast to tolerance, dependence is defined as the appearance of specific physiological and psychological symptoms **upon cessation** of a drug or **administration** of an opioid antagonist. (SUD, p.187)
- 依存は，耐性とは異なり，ドラッグ使用を中止したりオピオイド拮抗薬を投与したりしたときに，特異的な生理学的，心理学的症状が出現することと定義される．

5：Conversely, a physician cannot **be forced** to treat patients who are unable to pay for services or to use a treatment that **he or she** is not competent to implement. (Lewis, p.996)

- 逆に，医師に，治療費を支払えない患者を治療したり，医師自身が適切に行うことができない治療をしたりすることを強制することはできない．

6：**No employers** are expected to accept an intoxicated employee in the workplace or one who uses drugs on the worksite.（SUD, p.845）
- 雇用主は，飲酒して職場にやってきたり，職場でドラッグを使用したりするような従業員を受け入れる必要はない．

この例では，原文の no は主語の employers を否定していますが，訳文は「必要はない」と述語の部分を否定したほうが自然だと思います．

7：It is **not uncommon**, however, to observe studies that compare a treatment group with a control group on many measures.（Lewis, p.174）
- しかしながら，治療介入群と対照群とを多くの尺度で比較している研究を見かけることも珍しくない．
- しかしながら，治療介入群と対照群とを多くの尺度で比較している研究を見かけることもよくある．

この二重否定は，どちらの訳でもよいと思います．

8：Two- and three-year-olds are certain that just by thinking about scary things, they can sometimes **make them happen**.（Lewis, p.82）
- 2歳児や3歳児は，恐ろしいことを考えるだけでそれを起こせることもあると信じている．

9：Relevant neurobiology **includes** findings in the areas of neuronal circuitry, neural transmission, and intracellular signaling.（Lewis, p.688）
- 関連する神経生物学領域には，神経回路・神経伝達・細胞内シグナリングなどに関する知見がある．

第 1 部 ◆ 英語 ➡ 日本語

Chapter 3 よりわかりやすい訳文へ

Key Point

英語と日本語との違いを踏まえて自然な日本語になっていることを確認したら，今度はよりわかりやすい日本語を目指します．

ここで述べることは，英文和訳に限らず，日本語で文章を書くこと全般にかかわることです．しかし，英文和訳の場合，原文の構造や言い回しに引っ張られてしまって，訳文がわかりにくい日本語になっていても訳者が気づかないことがしばしばあります．これも，「置換型翻訳」の弊害です．

以下に，よくみられる落とし穴をいくつか紹介します．いずれも，「説明型翻訳」で解消できます．

1 » 訳文のつながりに気をつける

1 語句と語句の距離

意味的につながりのある語句と語句が訳文中で離れてしまうと，そのつながりが読者にわかりにくくなります．これは，主語と述語，述語と目的語など，様々な要素の間で問題になります．

 基本ルール

意味がつながる語句どうしが遠くなりすぎないように気をつける．

Some sexual minority youth face external stressors and distress related to the sexual identity status that may lead them to face increased health risk factors, both physical and emotional, as well as increased health risk behaviors. (Lewis, p.142)

△ 性的少数者の若者の一部は，健康リスクのある行動に至ったり身体的，情緒的な健康リスク要因にさらされたりする可能性があるような，性同一性関連の外的ストレスや苦しさに直面している．

◎ 性的少数者の若者の一部は性同一性関連の外的ストレスや苦しさに直面しており，そのために健康リスクのある行動に至ったり身体的，情緒的な健康リスク要因にさらされたりする可能性がある．

主語と述語との距離が遠いと，述語にたどり着くまでの間，文がどういう方向に向かっているのかが読者にはわからなくなってしまい，述語を読んだあとで改めて主語を確認しなければならなくなります．主語と述語の距離を縮めることによって，文の方向性がわかりやすくなります．そのためには，この例文のように，主語を文頭に置いて述語を文末に置くという日本語の定型的なパターンにこだわらず，2つの部分に分けて訳すとよいことがあります（◎の訳文ではthatの前で分けて訳しています）．

Medical school curricula focused on recognizing and treating all forms of substance use and misuse **are more important** than ever for providing future physicians with a well-rounded medical education, as well as for decreasing the stigma many feel toward patients seeking access to care for substance-related issues. (SUD, p.812)

△ あらゆるパターンの物質使用や物質乱用を認識して治療することに焦点を当てた医学教育カリキュラムは，未来の医師たちにバランスのとれた医学教育を提供するために，また，物質関連問題についてケアを求める患者に対して多くの人が抱いているスティグマを減らすために，今までに増して重要である．

◎ あらゆるパターンの物質使用や物質乱用を認識して治療することに焦点を当てた医学教育カリキュラムは，今までに増して重要である．それは，未来の医師たちにバランスのとれた医学教育を提供し，物質関連問

3 よりわかりやすい訳文へ

> 題についてケアを求める患者に対して多くの人が抱いているスティグマを減らすことにつながる．

　この例でも，△のように原文どおり1文で訳すと主語「医学教育カリキュラムは」と述語「重要である」が遠くなってしまうので，○では1つ目の for の前で2文に分けて訳しています（**Chapter 4**「**句点**」p.132 参照）．
　動詞と目的語との距離にも注意が必要です．

> The nurse asked **Tim** to report all of the troubling symptoms he had experienced during his most recent visit to the intersection where the accident took place.
> △ 看護師は，ティムに事故が起こった交差点を最近訪れたときに経験したいやな症状をすべて報告するよう指示した．
> ○ 看護師は，事故が起こった交差点を最近訪れたときに経験したいやな症状をすべて報告するよう，ティムに指示した．

　原文では間接目的語 Tim が to report 以下の指示内容より先に登場しますが，その語順で訳してしまうと，「ティムに」と「指示した」の間に長い指示内容が挟まれてしまってつながりがわかりにくくなります．
　ただし，どういう語順で訳すかは，何を強調するかによっても変わってくることがあります．通常の（特殊な強調構文でない）日本語文では，動詞に近い語句のほうが読者の印象に残りやすいことが多いので，○の訳文では「何を指示されたか」よりも「だれが指示されたか」が強調されることになります．もし，ティムに指示された内容を強調したいのなら，△の訳文のように「ティムに」を先に出して指示内容と動詞をと直結させたほうがよいかもしれません．その場合，読点の位置を変えて「看護師はティムに，」としたほうが読みやすいと思います．

2 　語句と語句の一致

　「英語で書いてあることを日本語で説明する」説明型翻訳ではなくて「英語を日本語に置き換える」置換型翻訳をしてしまうと，原文の語句と語句が，訳文のなかで噛み合わなくなってしまうことがあります．

基本ルール

語句と語句がつながるように気をつける．

> Copeland et al. (2014) examined the course of anxiety from age 9 years to 26 years. (Lewis, p.512)
> ✘ Copeland ら（2014）は，9 歳から 26 歳までの不安の経過が検討された．
> ◯ Copeland ら（2014）は，9 歳から 26 歳までの不安の経過を検討した．
> ◯ Copeland ら（2014）の研究では，9 歳から 26 歳までの不安の経過が検討された．

　原文どおり「Copeland らは」を主語として訳し始めたものの，文末に至るときには訳者のなかで文型が変換されてしまって「が検討された」と噛み合わない締めくくりかたになっています．予定どおり「Copeland らは」を主語とするならこれも原文どおり「を検討した」と締めくくるべきです．もしくは，「検討された」と締めくくりたいなら，文頭を「Copeland らの研究では」とするとよいでしょう．

　以下の例はいずれも，文頭から順に訳していって，文末に至るまでに訳者の頭のなかで文型が変わってしまった例です．

> There is clear evidence that depression, psychosis, and mania can be defined and treated. (Lewis, p.43)
> ✘ うつ病・精神病・躁病は診断と治療が可能であるということは，明確なエビデンスがある．
> ◯ うつ病・精神病・躁病は診断と治療が可能であるということは，明確なエビデンスが示している．
> ◯ うつ病・精神病・躁病は診断と治療が可能であるということについては，明確なエビデンスがある．

> Full knowledge should be gained through lectures, clinical experiences, discussions with colleagues, and reading.
>
> ✘ 十分な知識を得るためには，講義，臨床経験，同僚との議論，読書を通じて得るべきである．
>
> ○ 十分な知識は，講義，臨床経験，同僚との議論，読書を通じて得るべきである．
>
> ○ 十分な知識を得るためには，講義，臨床経験，同僚との議論，読書を活用するべきである．

このように，置換型翻訳をすると，とかく部分に注目してしまうために文の全体像を見失いがちで，できあがった訳文の言い回しがちぐはぐになってしまうのです．こういう問題は，**訳し終えたあと訳文全体を改めて読んでみる（できれば音読する）**ことによってかなり防ぐことができます．

Column 17 訳しにくい語（5）：acknowledge

acknowledge は「認める」という訳語があてられることが多く，そう訳して違和感がない場合ももちろんあります．

> On psychiatric evaluation, the patient **acknowledged** that in the year prior to admission she had developed an addiction to oxycontin (oxycodone). (Lewis, p.922)
>
> ○ 精神医学的評価のなかで，患者は，入院前年にオキシコンチン（オキシコドン）依存症を発症したことを認めた．

何かを「受け入れる」という意味合いで使われることも少なくありません．

> In any case, independent of age, the children's desires or refusals are always to be **acknowledged**, and their assent should be obtained free from coercion. (Lewis, p.14)

> - いずれにしろ，年齢にかかわらず，子どもの要望や拒絶は常に<u>承認</u>し，強制することなく合意を得るべきである．

この例文では，「尊重」でもよいと思います．

> Limits of confidentiality, in professional contexts other than the therapeutic setting, must be **acknowledged**. (Lewis, p.15)
> - 治療場面以外の専門的状況における守秘義務の限界を<u>了承</u>せねばならない．

ここでは，文脈次第で「確認」や「尊重」でもよいでしょう．

3 修飾語と被修飾語

Chapter 1 の「**修飾語と被修飾語**」（p.30）で英文について述べたことが，訳文にもあてはまります．修飾語と被修飾語との関係がわかりやすいような訳文を心がける必要があります．

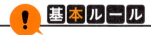

何が何を修飾しているのかがよくわかる訳文を考える．

> the most powerful triggers of craving and relapse
> △ 最も強力な渇望や再飲酒のトリガー
> ○ 渇望や再飲酒の最も強力なトリガー

特に of を含むフレーズでは，日本語に訳すと語順が変わるので，修飾・被修飾関係がわかりにくくなってしまいがちです．

△では，本来「トリガー」を修飾するはずの「最も強力な」のあとに「渇望」がきてしまい，修飾・被修飾関係がわかりにくくなってしまいます．こういう場

合，語順の工夫が必要になります．以下も同様の工夫が必要です．

> You can apply this mindset toward work to **romantic relationships and other aspects of life**.
> △ 仕事についてのこのような考えかたは，<u>恋愛や生活の他の場面</u>でも応用できます．
> ◉ 仕事についてのこのような考えかたは，<u>恋愛など生活のいろいろな場面</u>でも応用できます．

　この原文は，romantic relationships と other aspects of life が and で結合されているという構造ですから，「恋愛」と「生活の他の場面」という並列ということになります．だから結局，恋愛を含む生活のいろいろな場面ということですね．置換型翻訳をしてしまって「恋愛や生活」の「他の部分」となると微妙に意味が変わってしまいます．

　このほかにも，たとえば，**two symptoms of the disorder** の訳を「2 つの障害の症状」とすると「2 つの障害」とつながってしまうので，語順を変えて「障害の 2 つの症状」とするほうが，何が何を修飾しているのかがより明確になります．この場合，「2 つの」と「症状」を「2 症状」とまとめて「障害の 2 症状」とすることもできます．このように，複数の単語を 1 語にすることで修飾・被修飾関係がはっきりします．

　そこで次に，修飾語と被修飾語との関係をはっきりさせるためのコツの 1 つとして，**創作合成語**の利用について説明します．

> They may also describe *vivid* **traumatic images**．（Lewis, p.675 より一部改変）
> △ 彼らは，「鮮明な」<u>トラウマの場面</u>も描写するかもしれない．
> ◉ 彼らは，「鮮明な」<u>トラウマ場面</u>も描写するかもしれない．

　この例では，「トラウマの場面」を「トラウマ場面」と合成語にすることによって，「鮮明な」が「トラウマ」ではなく「場面」を修飾していることがわかりやすくなっています．

　合成語は，後述するように，助詞の反復を避けるなど，表現をスリムにするた

めにも役立ちます（**Chapter 4**「**同語や同音の繰り返し**」p.120 参照）．

　特に日本語の「〜の」は使用頻度が高く，連続してしまうことも多いので要注意です．たとえば，**early intervention assessments** というフレーズでは，「早期の介入の評価」とすると，「の」が連続するうえ，「早期の」が「介入」にかかるのか「評価」にかかるのか明確でありません．「早期介入」という合成語を使用して「早期介入の評価」とすることにより，「早期の」が「評価」でなく「介入」にかかるということが明らかになるとともに，2つあった助詞「の」を1つ減らせます．

> More clinical research projects are underway aimed at addressing **parental traumatic stress** and strengthening mentalization capacities to increase the parents' emotional availability to **their medically ill children**. (Lewis, p.819)
> △ 保護者のトラウマのストレスに対処することと，病気を抱える彼らの子どもの情緒的ニーズに応えられるようにメンタライゼーション能力を強化することをねらって，多くの臨床研究事業が実施されつつある．
> ○ 保護者のトラウマティック・ストレスに対処することと，病気を抱える子どもの情緒的ニーズに応えられるように保護者のメンタライゼーション能力を強化することをねらって，多くの臨床研究事業が実施されつつある．

　この例文では，「保護者のトラウマ」とつながってしまう箇所は「トラウマティック・ストレス」とし，「病気を抱える彼ら」とつながってしまう箇所は，their を「保護者の」と訳して代名詞が何を指すのか明確にしたうえで語順を変えることによって，「の」の連続を避けるとともに，つながりをよりわかりやすくしています．次に，この語順の変更について述べます．

4　語順の変更

　英語の語順にこだわらず，できるだけわかりやすい日本語になる語順を優先させましょう．

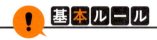 基本ルール

左から右（または上から下）に一度読んだだけですっと頭に入る訳文を目指す．

たとえば，a few urban hospitals というフレーズでは，urban は一語の形容詞なので英語では曖昧さはありませんが，これを置換型翻訳（a few →「少数の」，urban →「都市の」，hospitals →「病院」）で訳して「少数の都市の病院」という日本語にすると，左から右に読む読者の頭のなかでは「少数の都市」の「病院」とつながってしまい，「少数の」が何にかかるのかわからなくなってしまいます（「**修飾語と被修飾語**」p.99 参照）．「都市の少数の病院」または「都市の病院のいくつか」と語順を変えることによってこの問題は解消されます．

> a **clear** and age-appropriate explanation
> △ <u>明確な</u>年齢にふさわしい説明
> ● 年齢にふさわしい<u>明確な</u>説明

ここでも，読者は左から右に読むので，「明確な年齢」と読んだところで一瞬引っかかってしまいます．これらはいずれも，もう少し先まで読めば文脈からわかることなので大した問題ではないと思われるかもしれませんが，こうしたちょっとした「引っかかり」が積み重なると，読者は，「この訳文はどこかわかりにくい」と感じてしまうのです．「よく読めばわかる」訳文ではなく，「読んですぐわかる」訳文を目指しましょう．

> The pharmacist placed **John's** medication in **his** hand.
> △ 薬剤師は，<u>彼の手</u>の上に<u>ジョンの薬</u>を置いた．
> ● 薬剤師は，<u>ジョンの手</u>の上に<u>彼の薬</u>を置いた．

原文の his は John を指しますが，訳文で「彼」が先に出てきてしまうと，「薬剤師」を指してしまいます．こういう場合は John と his を入れ替えて訳す必要があります．この例文では，原文どおりの語順で「<u>ジョンの薬</u>を<u>彼の手</u>の上に」

と訳せば入れ替えは不要になります．

> There continues to be a great deal of research regarding comorbid **ADHD and SUDs**, both in terms of how **the disorders** are linked mechanistically and in terms of prevention and the best course of action for treatment. (SUD, p.740)
> ✘ これらの障害がメカニズム的にどのように関連しているかという観点から，またどのようにすれば予防と最善の治療を行えるかという観点から，ADHDとSUD（物質使用障害）の合併に関して多くの研究が続けられている．
> ◯ ADHDとSUD（物質使用障害）がメカニズム的にどのように関連しているかという観点から，またどのようにすれば予防と最善の治療を行えるかという観点から，これらの障害の合併に関して多くの研究が続けられている．

　原文では「多くの研究」に言及している箇所で **ADHD and SUDs** が出てきて，そのあとで **the disorders** と受けていますが，日本語訳ではその順序が逆になるので，最初に「これらの障害」が出てきたあとで「ADHDとSUD」と出てくると読者には何が何を指すのかわかりません．こういうときは原文の順番を変更して訳すべきです．

> This program provides parents with support as it provides **analogous** support for children.
> △ このプログラムでは，同様の支援を子どもに提供するだけでなく，両親にも支援を提供する．
> ◯ このプログラムでは，支援を子どもに提供するだけでなく，両親にも同様の支援を提供する．

　as以下を先に訳したために，そのままだと「同様に」が先にきてしまいます．自然な流れにするためには「同様に」を移動する必要があります．原文どおりの順番で「両親に支援を提供するだけでなく…」とする手もありますが，そうすると微妙にニュアンスが変わってしまいます．原文は，「子どもだけでなく両親に

も」支援を提供しているという点を伝えたいので,「両親だけでなく子どもにも」としてしまうと,意味の重点が変わってしまうのです.

> **Column 18 英国の learning disability**
>
> 「学習障害」というのは,特定の学習内容についての能力が障害されていることを指し,知的能力全般が障害される「知的障害」とは区別されます.学習障害には,文字を読むことがむずかしい読字障害,文字を書くことがむずかしい書字障害,計算がむずかしい算数障害などがあって,多くの場合先天性です.この学習障害は,米国では learning disorder とよばれます.しかし,英国では学習障害は learning difficulty とよばれ,learning disability というと知的障害を指すので注意が必要です.

5 文と文のつながり

置換型翻訳で1文1文の翻訳に気をとられすぎると,訳文と訳文とのつながりがわかりにくくなってしまっていても気づかないことがあるので要注意です.

基本ルール

読者の頭のなかで,文と文がスムーズにつながるようにする.

前セクション「**語順の変更**」の基本ルールにあった「左から右(または上から下)に一度読んだだけですっと頭に入る訳文を目指す」(p.102) がここでも重要です.読者は,前の文を読み終えた時点で頭のなかにあるイメージをもったまま,次の文を読み始めます.このことを意識して,前の文の最後が次の文の最初にうまくつながるように訳す必要があります.

> The patient was **transferred** to another hospital for an emergency surgery. The patient's condition worsened **after he was transferred**.
> ✘ 患者は，別の病院に移送されて緊急手術を受けた．移送後に患者の容態は悪化した．
> ◎ 患者は，緊急手術のために別の病院に移送された．移送後に患者の容態は悪化した．

△の訳文だと，第1文が「緊急手術を受けた」と終わっているので，この時点で読者の頭のなかでは，患者はすでに手術を受けています．だから，第2文が「移送後に」と始まると，時系列が混乱してしまいます．◎の訳文であれば，第1文が「移送された」で終わるので，第2文の「移送後に」とスムーズにつながります．

> This medication could be very helpful, as long as its side effects do not become serious. Reducing the dosage may solve **this problem**.
> △ この薬は，副作用が重篤にならない限りは非常に有用であろう．この問題は，投与量の減量で解消できるかもしれない．
> ◎ この薬は非常に有用であろう．ただ，副作用が重篤でなければ，という条件つきである点が問題である．この問題は，投与量の減量で解消できるかもしれない．

「有用であろう」と述べた直後に「この問題」とくると，何の問題かはっきりわかりません．ここは原文どおりの順番で訳したほうが，副作用という問題を提示した直後に「この問題」がくるので，よりわかりやすくなります．

原文にない接続詞を補うことで，文と文がスムーズにつながることもあります．

> The patient was too tired to describe her symptoms. Her mother was invited into the exam room.
> △ 患者は疲れ切っていたため，自分の症状を説明することができなかった．患者の母親が診察室に呼ばれた．
> ◎ 患者は疲れ切っていたため，自分の症状を説明することができなかっ

3 よりわかりやすい訳文へ

た．そこで，患者の母親が診察室に呼ばれた．

接続詞以外の語句も使えます．

> The social worker made all arrangements necessary for the patient to be discharged. The family was enormously relieved.
> △ ソーシャルワーカーは，退院に必要な手続きをすべてやってくれた．家族はとてもほっとした．
> ◎ ソーシャルワーカーは，退院に必要な手続きをすべてやってくれた．そのおかげで，家族はとてもほっとした．

原文どおりでももちろん意味はわかりますが，単調な文をただ並べるだけではぶっきらぼうな感じがしてスムーズさに欠けます．「そのおかげで，」と追加するだけで流れができます．

2 » 訳文の言い回しに気をつける

1 曖昧さの排除

訳文の言い回しによって曖昧になりがちな点があります．

> Mark tried to do as many chores as possible as he felt **the obligation** toward his sick mother.
> △ マークは病弱な母親に責任を感じていたので，できるだけたくさんお手伝いをしようとした．
> ◎ マークは病弱な母親の負担を減らさないといけないと感じていたので，できるだけたくさんお手伝いをしようとした．

「責任を感じる」だけだと，たとえば，迷惑をかけたのでその償いをしようとしているともとれます．よく読めば前後の文脈から明らかになるかもしれませんが，ちょっと言い回しを変えることによって一読するだけで明確になるので，曖

昧さは可能な限り排除しましょう．

特に，日本語の助詞「～に」や「～で」は意外に曖昧なので要注意です．

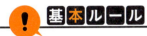

助詞が意味する内容をより具体的に表現する．

「～に」には，場所を表す（「病院にいる」），動作の主体を表す（「お医者さんに渡される」），動作の受け手を表す（「患者さんに渡す」）など，たくさんの用法があるため，より具体的な表現にするほうがわかりやすくなります．

> The stories were read **to the children** there.
> △ この話は，そこにいた子どもたちに読み上げられた．
> ○ この話は，そこにいた子どもたちのために読み上げられた．

この例文の「～に」は動作の受け手を表していますが，「子どもたちに」だけだと，「子どもたちによって」というふうに動作の主体の意味になる可能性もあって曖昧さが生じます．「～に」はこのほかにも，「～に対して」「～において」「～に関して」などとすることによって曖昧さを排除できます．

次は，「～で」の例です．これも，材料を表す（「鉄でつくる」），理由を表す（「病気で休む」），手段を表す（「薬で治す」）など，いろいろな用法があります．

> The therapist and adolescent together highlight how specific strategies have **enabled** him to make improvements within his identified problem area, in specific relationships, and most importantly in his mood. (Lewis, p.193)
> △ 治療者は青年とともに，それぞれの対処法で，その青年の特定の課題，様々な対人関係，そして最重要である彼の気分状態にどのような改善がみられるかに注目する．
> ○ 治療者は青年とともに，それぞれの対処法を用いることによって，その青年の特定の課題，様々な対人関係，そして最重要である彼の気分状態

> に関してどのような改善がみられるかに注目する．

「〜で」よりも「〜により」や「〜によって」のほうが，より明確に「手段」を表します．

この例では，「気分状態に」を「気分状態に関して」とする，「〜に」の言い換えもみられます．

> Having excellent fine motor skills have **enabled** me to perform difficult surgeries.
> △ 優れた巧緻運動能力で，むずかしい手術もできました．
> ● 優れた巧緻運動能力のおかげで，むずかしい手術もできました．

この場合，「〜で」よりも「〜のおかげで」のほうが，話者の気持ちに添った訳になっています．

Column 19 puberty と adolescence

　この両者の違いはご存じの読者も多いと思いますが，確認しておきましょう．puberty は，初経・変声・発毛といった身体面に注目する概念で「思春期」と訳されることが多いのに対し，adolescence は友人関係・恋愛関係・家族関係・自己同一性にまつわる心理面に注目する概念で「青年期」と訳されることが多いようです．この違いは，次の文にはっきり表されています．

> The biological changes in **adolescence** are at least in part driven by changes in the endocrine system and secretion of hormones. The onset of **puberty** can be seen as a signal of the start of **adolescence**, although **puberty** alone does not define **adolescence**. (SUD, p.563)
> ● 青年期にみられる生物学的変化は，部分的には，内分泌系やホルモン分泌の変化がその原動力となる．思春期の始まりを青年

> 期開始のサインと考えることもできるが，思春期だけが青年期
> を決定づけるのではない．

2 ニュアンスの訳出

「**文と文のつながり**」の最後（p.106）や「**曖昧さの排除**」の最後（p.108）の「〜のおかげで」の例にみられるように，原文を淡々とそのまま訳すのではなく，原著者の意図や細かいニュアンスを伝えるために，原文にはない「演出」を多少加えることも時には効果的です．

原著者の意図を訳文に反映する．

書かれている内容に対する原著者の姿勢や考えが読み取れる場合は，それを訳文で表現したほうが，ストーリーの流れが明確になることがあります．原著者は常に中立的な立場で書いているわけではなく，内容に対して肯定的または否定的な見かたをしていることもあるのです．たとえば，「**曖昧さの排除**」の最後（p.108）の例で「〜おかげで」と訳したのは，enabled という表現に原著者の肯定的な思いが読み取れるからです．

> Furthermore, the computer will not accidentally **skip** parts of the interview, or accidentally **vary** the order of its presentation.（Lewis, p.344）
> △ さらに，コンピューターは，誤って面接の一部分を飛ばしたり，誤ってその順序を変えたりすることはないだろう．
> ○ さらに，コンピューターは，誤って面接の一部分を飛ばしてしまったり，誤ってその順序を変えてしまったりすることはないだろう．

この例文は，コンピューターを使用した精神医学的半構造化面接の利点を述べ

ている部分からの引用です．この例文の accidentally に表されているように，「残念なことに」という否定的な含意が明らかであれば，「～してしまう」とすると原著者の意図が伝わりやすくなります．

> In many states, individuals receive recommendations for cannabis from physicians whom they **have seen for a single visit**, from whom they **receive no diagnosis**, and with whom they **do not follow up for ongoing care.**（SUD, p.485 より一部改変）
> △ 多くの州の人々は，1回診察して診断をすることなく継続的なフォローアップをしない医師から，医療用大麻について助言を受ける．
> ◎ 多くの州の人々は，たった1回診察しただけで診断も継続的なフォローアップもしない医師から，医療用大麻について助言を受ける．

　この文脈で原著者は，多くの州における医療大麻に関する診療実態に対して否定的です．それは，a visit でなく **a single visit** という表現を用いて「1回（だけ）」という点を強調していることからも伺えます．訳文も否定的な言い回しにすればそのことが読者に伝わります．

　英語の助動詞 may は話者の推量や可能性を表し，「かもしれない」と訳されたり「こともある」と訳されたりします．

> These behaviors **may** be intentional or unintentional.
> ◎ こういった行動は，意図的かもしれないし意図的でないかもしれない．
> ◎ こういった行動は，意図的であることもあるし意図的でないこともある．

　上記の例のように，どちらに訳されてもさほど違いが感じられないこともよくありますが，微妙なニュアンスの違いが感じられることもあります．「かもしれない」は個々のケースを視野に入れていて，「XかもしれないしYかもしれないが，事実はそのどちらかであって両立はしない」というニュアンスが感じられるのに対し，「こともある」は複数のケース，つまり集団を視野に入れていて，「XのこともあるしYのこともあり，両方のケースがある」というニュアンスではないでしょうか．著者はこの点について以前論文を発表しましたので，ご参照ください．（田宮　聡：英語文献の訳語について—DSM-5 の "may" の翻訳をめ

ぐって―．精神神経学雑誌 123（3）：121-125, 2021）

> Reducing or discontinuing benzodiazepines after long-term use is often challenging, however. This **may** be due to ongoing clinical indications for continuation as well as the emergence of withdrawal symptoms.（SUD, p.308）
> △ しかしながら，長期間にわたって投与されてきたベンゾジアゼピン系薬剤を減量ないし中止するのは，しばしば困難である．それは，臨床的には継続投与が適応となる状況のままであるためかもしれないし，離脱症状が出現するためかもしれない．
> ◉ しかしながら，長期間にわたって投与されてきたベンゾジアゼピン系薬剤を減量ないし中止するのは，しばしば困難である．それは，臨床的には継続投与が適応となる状況のままであるためということもあるし，離脱症状が出現するためということもある．

　この例は，often とあることからわかるように，ベンゾジアゼピン系薬剤の減量ないし中止を試みた多くの症例の経験に基づく記述ですので，集団を視野に入れた「こともある」のほうがふさわしいでしょう．

> The doctor wondered, "This patient **may** be lying."
> △ 医師は，「この患者はうそを言っていることがある」と考えた．
> ◉ 医師は，「この患者はうそを言っているかもしれない」と考えた．

　この例では特定の個人の患者を視野に入れているので，「ことがある」はおかしいですね．ただし，この患者と何回か会ったなかでうそを言っていたことが過去にあったなら，△の訳文でもおかしくないことになります．

> An increased understanding of the neurobiological underpinnings of AUD **may** lead to enhanced effectiveness of future treatment strategies.（SUD, p.143 より一部改変）
> ✘ AUD（アルコール使用障害）の神経生物学的基盤に関する理解が進めば，今後の治療戦略の有用性を高めることができることがある．
> ◉ AUD（アルコール使用障害）の神経生物学的基盤に関する理解が進め

ば，今後の治療戦略の有用性を高めることができるかもしれない．

　この例文は将来の可能性に言及しているので，**may**を「ことがある」と訳すのは明らかに不自然です．

> **Column 20　You may（might）want to**
>
> 　英語話者は，You may（might）want to 〜という表現を比較的よく使いますが，これをいつも「〜したいかもしれない」と解してはいけません．
>
> > Accordingly, the clinician **might want to** wait until after the age 7 of years before instituting pharmacologic treatment.
> > （Lewis, p.618 より一部改変）
> > ✗ したがって臨床家は，7歳になるまでは薬物療法を控えておきたいかもしれない．
> > ○ したがって臨床家は，7歳になるまでは薬物療法を控えておいたほうがよい．
>
> 　このように，**may（might）want to**〜は，遠回しな促しを意味することがあるのです．特に，話し相手に言われた場合はほとんどの場合，提案です．
>
> > You **may want to** eat more vegetables for your health.
> > ✗ あなたの健康のために，もっと野菜を食べたいかもしれません．
> > ○ あなたの健康のために，もっと野菜を食べましょう．
>
> 　相手との関係性や内容によっては，指示や命令にもなることがあります．ですから，"No, I don't want to." なんて答えてしまうと，微妙な空気になるかもしれません．

3　日本人にわかるように気をつける

　文化の違いなどのために一般の日本人読者にはわかりにくいと考えられる内容については，訳者の判断で説明を加えることがあります．この場合，本文中に直接説明を追加することもあるし，訳注や脚注として説明することもあります（**Chapter 4**「**訳注**」p.127 参照）．

> This event, following on the heels of the horrific **Manson Family murders** earlier that year, which had also been reputed to implicate repeated LSD use, shook the nation.（SUD, p.227）
> △ 同じ年に起こったあのおぞましいマンソン一家殺人事件でも LSD の反復使用が取り沙汰されており，それに引き続いて起こったこの事件は国中を震撼させた．
> ◎ 同じ年に起こったあのおぞましいマンソン一家殺人事件（訳注：1969年に米国で発生した連続殺人事件）でも LSD の反復使用が取り沙汰されており，それに引き続いて起こったこの事件は国中を震撼させた．

　これは一般の日本人読者にはなじみがないと思われる歴史的事件に説明を加えたものです．ほかに，外国の地名・制度・習慣・人名などに関する説明を加えるとよいでしょう．
　原文の英語の特殊な言い回しを説明する場合もあります．

> The most frequent criticism of meta-analysis is that it may combine "**apples and oranges**."（Lewis, p.173）
> △ メタ解析に関する批判で最も多いのは，「リンゴとミカン」をごちゃ混ぜにすることがある，というものである．
> △ メタ解析に関する批判で最も多いのは，「比較できないものどうし」をごちゃ混ぜにすることがある，というものである．
> ◎ メタ解析に関する批判で最も多いのは，「リンゴとミカン（訳注：原文は apples and oranges で，比較できないものを意味する英語表現）」をごちゃ混ぜにすることがある，というものである．

この例では,「リンゴとミカン」だけでは何のことかわからない読者もいるでしょうし,「比較できないものどうし」だと普通の言い回しなのでなぜ鉤括弧に入っているかがわからないでしょう.

　似たような言い回しが日本語にある場合はそのほうがわかりやすいでしょう. たとえば **everybody's friend** は直訳すれば「みんなの友達」ですが,「八方美人」という意味です. また,**The more noble, the more humble** は,「実るほど頭を垂れる稲穂かな」ということわざをあてるとよいでしょう.

練習問題

1 : The patient was asked to provide the best recent photo of him with his sister and father from his cell phone.

2 : Some have reported that highly effeminate boys are targeted more than others as many have had atypical gender roles since childhood and have experienced social ostracism since an early age.（Lewis, p.143）

3 : The category of "stimulant" drugs encompasses the amphetamine-type stimulants as well as the various forms of cocaine-derived products (e.g., powder cocaine, crack).（SUD, p.161）

4 : An operational definition describes or defines a variable in terms of the operation used to produce it or techniques used to measure it.（Lewis, p.159）

5 : Human beings are complex living organisms that can be generally characterized as a species by their appearance and behavior at each point in their life cycle. Many of these characteristics are uniquely human, such as language that facilitates interpersonal communication and permits a meaningful interplay of ideas and emotion.（Lewis, p.236）

6 : The predictive algorithm generates ratings for conduct disorders, emotional disorders, hyperactivity disorders, and any psychiatric disorder.（Lewis, p.43）

7：Susan was able to stay calm while listening to the story about the trauma.

解答例は章末（p.116〜118）参照

> **Column 21　訳さない翻訳**
>
> 　英語をすべて日本語に直すことだけが翻訳ではありません．場合によっては，英語をそのままカナ書きしたほうが伝わりやすいこともあります．専門用語がカナ書きのまま広まっている場合や，英語がそのまま流行語として流布している場合は特にそうです．日本医学会発行の『医学用語辞典』または日本精神神経学会発行の『精神神経学用語集』に訳語とカナ書きが両方記載されている用語を中心に，カナ書きのほうがよいと著者が思うものをいくつかあげてみます．
>
> | | | |
> |---|---|---|
> | ・adherence | △ 遵守 | ◯ アドヒアランス |
> | ・algorithm | △ 算法 | ◯ アルゴリズム |
> | ・artifact | △ 人工産物 | ◯ アーチファクト |
> | ・compliance | △ 服薬遵守 | ◯ コンプライアンス |
> | ・episode | △ 挿話 | ◯ エピソード |
> | ・informed consent | △ 説明と同意 | ◯ インフォームドコンセント |
> | ・kindling | △ 燃え上がり効果 | ◯ キンドリング |
> | ・QOL | △ 生活の質 | ◯ QOL |
> | ・screening | △ 選別法 | ◯ スクリーニング |
> | ・vital sign | △ 生命徴候 | ◯ バイタルサイン |
>
> 　ただし，同じ語でも異なる文脈で使われるときには違うニュアンスが込められたり，言葉遣いの習慣が違っていたりすることもあるので，これは，医学関連文献に限ってのことです．

練習問題解答例

（問題 1〜7 は p.114〜115 参照）

1：The patient was asked to **provide the best recent photo of him with his sister and father from his cell phone**.
- 患者は，自分とお姉さんとお父さんの最近の一番よい写真を，携帯電話の中から探すよう指示された．
- 患者は，携帯電話の中から，自分とお姉さんとお父さんの最近の一番よい写真を探すよう指示された．

　「何を」探すのかを強調するか，「どこを」探すのを強調するかによって，語順が変わります．

2：**Some have reported** that highly effeminate boys are targeted more than others as many have had atypical gender roles since childhood and have experienced social ostracism since an early age. (Lewis, p.143)
- 何人かの研究者が，女性性がより顕著な少年は，その多くが小児期から非定型的な性役割をもっており早い時期から社会的疎外の憂き目に遭ってきていることから，標的とされることがより多いと報告している．
- 何人かの研究者によると，女性性がより顕著な少年は，その多くが小児期から非定型的な性役割をもっており早い時期から社会的疎外の憂き目に遭ってきていることから，標的とされることがより多い．

3：**The category of "stimulant" drugs encompasses** the amphetamine-type stimulants as well as **the various forms of cocaine-derived products** (e.g., powder cocaine, crack). (SUD, p.161)
- 「刺激薬」というカテゴリーのドラッグは，アンフェタミン類の刺激薬と，様々なコカイン由来生成物（例えば，粉末状コカインやクラック）などである．
- 「刺激薬」というカテゴリーのドラッグには，アンフェタミン類の刺激薬と，様々なコカイン由来生成物（例えば，粉末状コカインやクラック）などがある．

　「様々なコカイン由来の生成物」とすると，「様々な」が「コカイン」を修飾してしまうので，「コカイン由来生成物」と合成語にします．また，文頭と文末の一致にもご注意ください．

4：An operational definition describes or defines **a variable in terms**

> **of** the operation used to produce **it** or techniques used to measure **it**.（Lewis, p.159）
> 🟠 操作的定義においては，ある変数を計算したり［それを］測定したりする方法によって，［それを］記述または定義する．

in terms of 以下を先に訳すと，「それ」が先にきてしまうので，it が指す「ある変数」と入れ替えて訳したほうがよいでしょう．また，「～方法で」とするよりも「～方法によって」とするほうが, 手段を表すことが明確になります．
別の訳しかたとして，

> 🟠 操作的定義によってある変数を記述または定義するには，それを計算したり測定したりする方法によって定める．

とすることもできます．このように，1つの文を訳すにもいろんな訳しかたの可能性を吟味しましょう．

> 5 : Human beings are complex living organisms that can be generally **characterized** as a species by their appearance and behavior at each point in their life cycle. **Many of these characteristics** are uniquely human, such as language that facilitates interpersonal communication and permits a meaningful interplay of ideas and emotion.（Lewis, p.236）
> 🟠 人間というのは複雑な有機生命体であり，そのライフサイクルの様々な時点での外見や行動によって，種として特徴づけられる．こうした特徴の多くは人間特有のものであり，たとえば言語能力は，対人コミュニケーションをスムーズにして考えや感情の交流を有意義なものにしてくれる．

第1文が「特徴づけられる」と終わっていて，その特徴の一例の言語能力について第2文で述べているので，第2文を「こうした特徴の多くは」と始めたほうが，つながりがわかりやすくなります．

> 6 : The predictive algorithm **generates** ratings for conduct disorders, emotional disorders, hyperactivity disorders, and any psychiatric disorder.（Lewis, p.43）
> 🟠 この予測アルゴリズムにより，素行障害，情緒障害，多動性障害など，あらゆる精神障害の評価を得ることができる．

> 7 : Susan was able to stay calm **while listening** to the story about the trauma.
> 🟠 スーザンは，トラウマに関する話を聞いても冷静さを保つことができた．

Susan stayed calm でなく，Susan was able to stay calm となっている点に，原著者の肯定的な見かたが伺えます．より中立的な「聞きながら」よりも，「聞いても」のほうが，「〜にもかかわらず」という意味合いを出すことができます．

第1部 ◆ 英語→日本語

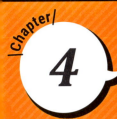

Chapter 4 より読みやすい訳文へ

Key Point

　話し言葉の通訳と違い，文献の翻訳は視覚情報として読まれます．そのため，視覚情報としてのビジュアル面にも配慮が必要です．本をパッと開いて，その内容に目を通す以前に，ページのレイアウトや文面（漢字と仮名の比率，句読点の用法など）の印象から，「うわ〜，読みにくそうだな」と思われた経験は誰にもあるのではないでしょうか．ここでは，少しでも読みやすく感じるビジュアルについて考えます．

> The sleep-wake cycle is dependent on both behavioral factors and intrinsic physiological factors governed by the intrinsic rhythmic pacemaker of the body, the suprachiasmatic nucleus. (SUD, p.246)
> △ 睡眠覚醒サイクルは，行動的要因と身体的内因性リズムのペースメーカーである視交叉上核によって支配される生理的要因の両者に依存している．

　この訳文は決して誤訳ではありませんし，すごく不自然な訳でもすごくわかりにくい訳でもなく，よく読めば意味はわかります．でも，パッと見て読みにくいと思いませんか？　その原因は，読点以下文末までが長いことと，睡眠覚醒サイクルとの関与が指摘されている「行動的要因」と「生理的要因」が離れていることです．この点を解決するために，いくつかの方法が考えられます．

> ● 睡眠覚醒サイクルは，行動的要因と，身体的内因性リズムのペースメーカーである視交叉上核によって支配される生理的要因の両者に依存している．

119

読点を1つ追加することで，「行動的要因」と，「身体的…生理的要因」の区別が明確になります．

> ● 睡眠覚醒サイクルは，行動的要因と（身体的内因性リズムのペースメーカーである視交叉上核によって支配される）生理的要因の両者に依存している．

　「生理的要因」を説明している「身体的…支配される」を括弧に入れることで，離れている「行動的要因」と「生理的要因」の距離が縮まります．

> ● 睡眠覚醒サイクルは，行動的要因と生理的要因の両者に依存している．後者は，身体的内因性リズムのペースメーカーである視交叉上核によって支配される．

　2文に分けることによっても，内容のつながりが明確になります．
　本章では，こうした訳文のリズムや訳文の区切りのほか，外来語，ケースの訳しかたについて述べます．

1 » 訳文のリズムに気をつける

1 同語や同音の繰り返し

同じ語や音が繰り返されると読みにくくなることがあります．

基本ルール

同語や同音の反復は避ける．

> The nurse explained to her that it did not necessarily mean that she would die.

> △ 看護師は，このことは必ずしも死ぬことを意味するのではないことを患者に説明した．
> ◎ 看護師は，これは必ずしも死を意味するのではないことを患者に説明した．

これは助詞，特に「の」に関してよくみられます．

> His first account of the accident was very detailed.
> △ 彼の最初の事故の説明は，とても詳しかった．
> ◎ 事故に関する彼の最初の説明は，とても詳しかった．

> The metal guardrail around my mother's hospital bed left an impression on me.
> △ 私の母の病院のベッドの金属製のガードレールが，印象深かった．
> ◎ 母が入院していた病院のベッドの金属製ガードレールが，私にとって印象深かった．

この例のように，「母が入院していた」と説明的に言い換えたり（**Chapter 2**「**名詞より動詞で訳す**」p.68 参照），「金属製ガードレール」と合成語にしたり（**Chapter 3**「**修飾語と被修飾語**」p.99 参照）することによって助詞を減らすことができます．

> A double-blind, randomized, placebo-controlled study using progesterone showed promising results with progesterone in preventing relapse to cocaine use among postpartum women with a history of cocaine use.（SUD, p.156）
> △ プロゲステロンに関する二重盲検ランダム化比較対照試験においては，プロゲステロンの，コカインの使用歴のある産後の女性のコカイン使用の再発の予防の効果が示された．
> ◎ プロゲステロンに関する二重盲検ランダム化比較対照試験においては，プロゲステロンが，コカイン使用歴をもつ産後女性のコカイン使用再発を予防する効果が示された．

「プロゲステロンが…予防する」という言い換えや，「コカイン使用歴」「産後女性」「コカイン使用再発」という合成語などによって，8つあった「の」が1つになりました．

2 言い回しの統一

逆に，同語の反復がむしろ好ましい場合もあります．いくつかの同格の項目を列挙するときには，できるだけすべての項目の言い回しを統一したほうが，読者にとって読みやすくなります（**Chapter 2「名詞より動詞で訳す」**p.68 参照）．

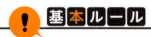

同格の項目を列挙するときには言い回しを統一する．

The man became aware of his elevated mood and high levels of activity.
△ その人は，自分の気分の高揚と活動性が高まっていることに気がついた．
◎ その人は，自分の気分の高揚と活動性の亢進に気がついた．

There are many important clinical issues to consider before prescribing experimental medications to patients with stimulant use disorder, such as medical and psychiatric **comorbidities**, **whether or not** a patient has a history of prescription stimulant use disorder, and **the ability** of providers to monitor patients closely for adverse medication effects or relapse potential. (SUD, p.168)
△ 開発途上の薬物を精神刺激薬使用者に投与する際に考慮すべき臨床的問題は多数あり，それは，医学的および精神医学的合併症，処方された精神刺激薬使用障害の既往が患者にあるかどうか，医療従事者が副作用や再発の可能性を慎重にチェックする能力などである．
◎ 開発途上の薬物を精神刺激薬使用者に投与する際に考慮すべき臨床的問題は多数あり，それは，医学的および精神医学的合併症はどうか，処方された精神刺激薬使用障害の既往が患者にあるかどうか，医療従事者が

副作用や再発の可能性を慎重にチェックする能力は<u>どうか</u>, などである.
- 開発途上の薬物を精神刺激薬使用者に投与する際に考慮すべき臨床的問題は多数あり，それは，医学的および精神医学的<u>合併症</u>，患者の処方された精神刺激薬使用障害の<u>既往</u>，医療従事者が副作用や再発の可能性を慎重にチェックする<u>能力</u>などである.

　これらの例のように，言い回しをそろえることによって各項目のまとまりがわかりやすくなります.
　さらに，各項目の長さもそろう（「気分の高揚」＜「活動性が高まっている」，「気分の高揚」≈「活動性の亢進」）ので読みやすくなります.

Column 22 「たり」

　日本語の「たり」は反復使用が原則です．つまり，「Xをし<u>たり</u>Yをし<u>たり</u>する」が正しい用法であって，「Xをし<u>たり</u>Yをする」は誤りです．ただ，最近はNHKのアナウンサーでも後者の言い回しを使うことがあるので，「たり」の単独使用も許容されつつあるようです．しかし，違和感を覚える<u>読者</u>もいると思うので，やはり反復使用を心がけたいものです．

> Adults with ADHD may struggle with frequent job changes, frequent partner changes, divorce, difficulty with schedules and money management, and driving accidents. (Lewis, p.374)
> - 成人ADHD患者は，頻繁に職を変え<u>たり</u>，頻繁にパートナーを変え<u>たり</u>，離婚し<u>たり</u>，予定管理や金銭管理が困難だっ<u>たり</u>，交通事故が多かっ<u>たり</u>することがある．

> Psychotherapy is often helpful for achieving stable low-level use of substances **and/or** abstinence that will enhance the efficacy of pharmacotherapeutics for ADHD. (SUD, p.736)
> - △ 精神療法は，物質使用を少量に抑え<u>たり</u>断つために有用であ

り，それによってADHDに対する薬物療法の有効性を高めることができる．
- 🔴 精神療法は，物質使用を少量に抑えたり断ったりするために有用であり，それによってADHDに対する薬物療法の有効性を高めることができる．

3 括 弧

文の途中で括弧内の情報が挿入されると，文のリズムが変わります．文のリズムを必要以上に乱さないような訳文にする必要があります．

❗ 基本ルール

括弧を挿入する場合は，その長さや挿入位置に気をつける．

どんな場合でも，本文のリズムが乱れるのを最小限にするために，括弧内のフレーズはできるだけ簡潔にする必要があります．

> You should try several activities (**deep breathing, muscle stretches, yoga poses**, etc.) in order to relax.
> - △ リラックスするために，いくつかの活動（深呼吸，筋肉ストレッチ，ヨガのポーズなど）を試してみればよいだろう．
> - 🔴 リラックスするために，いくつかの活動（深呼吸，ストレッチ，ヨガなど）を試してみればよいだろう．

この例では，「筋肉」「のポーズ」がなくても「ストレッチ」「ヨガ」だけで意味は通じると思われるので，より簡潔にできます．

> It would be appropriate to provide emotional support (**by holding hands, giving a box of facial tissues, or hugging**) to patients in

distress.
- △ 苦境にある患者を情緒的にサポートする（手を握ったりティッシュの箱を渡したりハグしたりして）ことは適切であろう．
- ◎ 苦境にある患者を，手を握ったりティッシュの箱を渡したりハグしたりして情緒的にサポートすることは適切であろう．

括弧内のフレーズがある程度長ければ，このように本文中に入れ込んだほうがよいこともあります．括弧があまり長いと元の文のリズムが大きく乱されるからです．

括弧の位置にも注意しましょう．

A scale or questionnaire is generally presented with one suggested cutoff point apparently associated with optimal performances **(sensitivity and specificity)**. (Lewis, p.218)
- △ 測定尺度や質問紙については，通常，最適な結果が得られると考えられるカットオフ得点が提示される（感受性と特異性に関して）．
- ◎ 測定尺度や質問紙については，通常，最適な結果（感受性と特異性に関して）が得られると考えられるカットオフ得点が提示される．

このように，原文では括弧が文末にあるからといって訳文でもそうしてしまうと，原文と訳文とでは語順が変わるので，括弧内が何を説明しているかがわかりにくくなってしまいます．

Column 23　apparent（ly）

「明白に」と訳されたり「一見〜らしい」と訳されたりしますが，同じ原語でありながら，これらの訳語の意味合いが全く異なるので要注意です．「明白に」ですと，どうみてもそのことが明らかという意味になりますが，「一見〜らしい」ですと，そうみえるけど実際は違うかもしれないという逆の意味になります．

4 より読みやすい訳文へ

A scale or questionnaire is generally presented with one suggested cutoff point **apparently** associated with optimal performances (sensitivity and specificity). (Lewis, p.218)

✘ 測定尺度や質問紙については，通常，<u>明らかに</u>最適な結果（感受性と特異性に関して）が得られるカットオフ得点が提示される．

◎ 測定尺度や質問紙については，通常，最適な結果（感受性と特異性に関して）が得られる<u>と考えられる</u>カットオフ得点が提示される．

The phenomenon of anticipation was **apparent** in most of these disorders but early investigators dismissed it as the result of ascertainment bias. (Lewis, p.269 より一部改変)

✘ こういった障害のほとんどにおいて，表現促進現象がある<u>ようにみえる</u>が，初期の研究者たちはこれを診断バイアスの結果であるとして問題にしなかった．

◎ こういった障害のほとんどにおいて，表現促進現象が<u>明らかにみられる</u>が，初期の研究者たちはこれを診断バイアスの結果であるとして問題にしなかった．

このように，**apprent (ly)** の訳しかたを取り違えると，かなり違う意味になってしまいます．しかし，どちらに訳すべきか迷う例もあります．

They often are called upon to assess infants and toddlers for **apparent** developmental delays, behavioral difficulties, or parent-child problems. (Lewis, p.70 より一部改変)

◎ 彼らはしばしば，<u>明らかな</u>発達の遅れ，行動上の問題，親子関係の問題が乳幼児にみられる際に，評価を依頼される．

◎ 彼らはしばしば，発達の遅れ，行動上の問題，親子関係の問題が乳幼児に<u>あるようにみえる</u>際に，評価を依頼される．

この例文はどちらでもおかしくありません．様々な問題が明らかであ

ればそれがどの程度あってどのように対処すればよいか評価することになるし，それほど明らかでなければ，まずは実際に問題があるかどうかを評価することになるからです．これは，訳者の判断に委ねられるでしょう．

4 訳　注

括弧を使用する場合の1つが訳注です．原文を訳しただけでは説明不足でわかりにくいと考えられる場合や，日本での事情を補足説明する場合は，注釈が必要になることがあります（**Chapter 3「日本人にわかるように気をつける」** p.113 参照）．

> Yoga has been described as "a part of **Ayurvedic medicine**". (SUD, p.454 より一部改変)
>
> ● ヨガは，「アーユルヴェーダ医療（訳注：インドの伝統医学）の一部分」と記載されてきた．

> Place controls are policies that reduce the availability of tobacco products by limiting the number and/or types of retail outlets where products can be sold and by restricting whom they can be sold to – for example, banning sales to young people and requiring that buyers show proof of age. (SUD, p.515)
>
> ● 場所規制というのは，たばこ製品を販売できる小売販路の数やタイプを限定したり，若年者への販売を禁止して購買者の年齢確認を義務づけるなど，販売対象を制限したりすることによって，製品を入手しにくくする政策である（訳注：日本では，2008年に「taspo（タスポ）」が導入され，自動販売機での購入の際にICカードが必要となった）．

このように，「（訳注：○○）」などとして訳注を挿入するのが普通です．

> In the nineteenth century, temperance and abstinence movements

> may have originated as a reaction to the new Irish and German-Catholic immigrants' **"wet"** cultures.（SUD, p.613 より一部改変）
> - 🟠 19世紀における節酒や禁酒を推奨する運動は，新たに流入したアイルランド系およびドイツ系カトリック移民たちの<u>「ウェットな（訳注：原語 wet は飲酒を禁止しないことを意味する）」</u>文化に対する反動から起こったものかもしれない．

この例は，次のようにも訳せます．

> △ 19世紀における節酒や禁酒を推奨する運動は，新たに流入したアイルランド系およびドイツ系カトリック移民たちの<u>「非禁酒」</u>文化に対する反動から起こったものかもしれない．

　この訳でも意味は十分伝わりますが，「非禁酒」がわざわざ鉤括弧に入っているのがなぜかが読者にはわからないでしょう．原語が wet という口語的な言い回しを用いている点を生かすためには，あえて「ウェットな」として訳注をつけたほうがよいと考えます．

　ただし，文中に訳注を挿入すると，訳注を読んでいる間は本文の理解が中断されることになるので，あまり長い訳注は避けるべきです．長い注釈が必要な場合は，肩番号をつけて脚注や章末注にするべきでしょう．

> In the United States, an estimated 19.7 million people age 12 years or older had a substance use disorder in 2017.（SUD, p.527）
> - 🟠 米国においては，12歳以上のうち1,970万人が，2017年時点で物質使用障害を抱えていると推計された[1]．
> 注1：日本では，アルコール依存症患者数が2014年時点で6.0万人と推計されている（新アルコール・薬物使用障害の診断治療ガイドライン作成委員会監修：新アルコール・薬物使用障害の診断治療ガイドライン．新興医学出版社，2018, p.27）

　また，連続して訳注が必要な場合も，そのたびに読書が中断されてしまうので逆にわかりにくくなってしまいます．そういうときは訳注として挿入するのではなく，原文にない注釈を本文に追加するほうがスムーズに読み進むことができます．

> **Minocycline** and **propentofylline** also antagonized the rewarding effects of morphine.（SUD, p.183 より一部改変）
> △ ミノサイクリン（訳注：抗生物質）とプロペントフィリン（訳注：犬の老化改善薬）は，モルヒネの報酬作用にも拮抗した．
> ◎ 抗生物質のミノサイクリンと犬の老化改善薬プロペントフィリンは，モルヒネの報酬作用にも拮抗した．

　最後に，訳注に関する注意点を述べて締めくくります．読者に対する配慮のためとはいえ，訳者があまりに多くの情報を追加したり訳注をつけたりすることは慎まねばなりません．**主役はあくまで原著者であって，訳者はいわば裏方です**．原著のよさを生かしつつ，最小限の追加や訳注に留めましょう．

2 » 訳文の視覚情報に気をつける

　訳文のリズムと切っても切れない関係があるのが，文中の語句と語句の区切りかたや，文と文の間の区切りかたです．これは，言葉以外の様々な記号で表されます．

1 中　点

　中点は単語を区切る「・」で，「中黒」「黒丸」などとよばれることもあります．これは，独立する名詞を列挙する場合に区切りとして用いるのが原則です．

> Disulfiram inhibits aldehyde dehydrogenase, causing **flushing, sweating, nausea, and vomiting** after drinking alcohol.（SUD, p.763）
> △ ジスルフィラムはアルデヒド脱水素酵素を抑制し，飲酒後に，紅潮，発汗，悪心，嘔吐を引き起こす．
> ◎ ジスルフィラムはアルデヒド脱水素酵素を抑制し，飲酒後に，紅潮・発汗・悪心・嘔吐を引き起こす．

　列挙する項目を読点で区切ると，そこが項目の区切りなのか文の区切りなのかがすぐにはわかりませんが，中点で区切れば項目の区切りであることと，どこか

らどこまでが列挙の部分なのかがわかりやすくなります．

「〜の〜」といった名詞句，「〜する」といった動詞句，「〜的」といった形容語句を複数並べる場合には，読点を使います．

> Subjective effects of nicotine in smokers include arousal, increased attention, enhanced mood, and reduced anxiety and stress reactivity. (SUD, p.271)
> - 喫煙者におけるニコチンの主観的効果は，覚醒，注意力の改善，気分の高揚，不安とストレス反応性の減弱などである．

> Integrated group therapy emphasizes abstinence from substances, adherence to medication treatment, and maintenance of daily routines, including regular sleep schedules. (SUD, p.695 より一部改変)
> - 統合的集団療法が強調するのは，物質使用を断つ，確実に服薬する，規則正しい睡眠リズムなどの日々のルーティンを遵守する，といったことである．

> Sleep is crucial for emotional, cognitive, and physical well-being. (Lewis, p.580)
> - 睡眠は，情緒的，認知的，身体的健康のために重要である．

ただし，カナ書きの名称（「ジョンズ・ホプキンズ大学」），地名（「グランド・キャニオン」），人名（「トーマス・エジソン」）などにも中点が使用されることがありますので，中点で区切って列挙すると，何と何の区切りなのかがわからなくなってしまうかもしれません．これらを列挙する場合は，読点を使用したほうがよいでしょう．

2 読　点

　読点は，文中の区切りを示す点「、」「，」です．読点の使いかたは人それぞれで，多めに使う人もいればあまり使わない人もいます．多すぎると，文が細切れになって意味のまとまりがわかりにくくなったり，読者が読むテンポがいちいち中断されることになったりします．逆に少なすぎると，これも意味のまとまりが

わかりにくくなります．読点の打ちかたに1つの正解があるわけではありませんが，できるだけ読みやすく，文意がわかりやすくなるように心がけたいものです．迷う場合は音読してみて，区切ったほうが読みやすい箇所，意味のまとまりの区切りと思われる箇所，息継ぎが必要な箇所を確認するとよいと思います．

基本ルール

読点の位置に迷う場合は，音読してみる．

It is vital to understand that a patient may not necessarily take meds as instructed.
- △ 患者は，指示どおりに服薬するとは限らないということを理解しておく必要がある．
- ◎ 患者は指示どおりに服薬するとは限らない，ということを理解しておく必要がある．

「患者は」の後に読点を打つと，この文全体の主語が「患者」になってしまい，「患者は…理解しておく必要がある」とつながってしまいます．「限らない」の後に読点を打つことによって，そこまでがひとまとまりだということが明確になります．

These findings led to the expectation that brain-penetrant CRH_1 receptor antagonist would block stress-induced craving and relapse in people with alcohol addiction. (SUD, p.126)
- △ こういった知見が脳に作用しうる CRH_1 受容体拮抗薬が，アルコール依存症患者のストレス性渇望や再飲酒に対して有効なのではないかという期待につながった．
- ◎ こういった知見が，脳に作用しうる CRH_1 受容体拮抗薬がアルコール依存症患者のストレス性渇望や再飲酒に対して有効なのではないかという期待につながった．

前の例とは逆に,「知見が」のあとに読点がないと,「知見が脳に作用しうる」とつながってしまいます.

> It is important to assess if the patient is at imminent risk of suicide or homicide, is engaging in self-harm, or is experiencing worsening psychotic symptoms.
>
> △ 患者に,自殺_殺人の差し迫ったリスクがあるかどうかや自傷行為がみられるかどうかや精神病症状が悪化していないかどうかを評価することが重要である.
>
> ◎ 患者に,自殺や殺人の差し迫ったリスクがあるかどうか,_自傷行為がみられるかどうか,_精神病症状が悪化していないかどうかを評価することが重要である.

「自殺」「殺人」のような短い単語が2語列挙されているだけであれば,読点で区切るよりも「や」や「と」などでつないだほうが,まとまりがわかりやすいでしょう.しかもこの例文の場合,直前に「患者に,」があるので,読点が連続してリズムが悪くなります.一方,「～があるかどうか」といった長めのフレーズを3つ以上列挙する場合は,読点で区切ったほうが読みやすいでしょう.

3 句　点

句点は文の終わりを示す丸「。」や点「.」です.句点をどう使うかということはすなわち,どこで文を切るかということになります.文と文の区切りをすべて厳密に原文どおりにする必要はありません.英語と日本語では,同じ情報量を伝えるために要する語や文の長さが違いますから,英語の1文を日本語の1文にすると,その情報量によっては,長すぎると感じられたり短すぎると感じられたりします.文が長すぎると読者はその文を読む途中で頭がいっぱいになってしまいますし,短すぎると内容が細切れになってしまって読者の頭のなかにストーリーの流れが入ってこなくなります.人間の脳のワーキングメモリー（作動記憶）の容量,つまり,一時的に頭のなかに保持しておける情報量は決まっていて,たとえば,電話番号の桁数はその容量にあわせて設定されたのだそうです.文章を書くときも,1文の長さがその容量にあったものになると読みやすいはずです.そのためには,1文中に,重要なポイントをいくつも盛り込もうとしない

ことが大切です．

 基本ルール

1文中で伝えたいポイントは1つだけにする．

Increased progesterone during the luteal phase of the cycle maintains a high opioid tone, resulting in the onset of menstruation, during which estrogen, progesterone, and opioid levels fall and pulsatile GnRH secretion resumes uninhibited. (SUD, p.185)

△ 月経周期の黄体期においてはプロゲステロンが増加して，高いオピオイドレベルを保ち，月経が始まって，その間エストロゲン・プロゲステロン・オピオイドが減少し，GnRHのパルス状分泌が抑制されることなく再開する．

◯ 月経周期の黄体期においてはプロゲステロンが増加して，高いオピオイドレベルを保つ．その結果月経が始まって，その間エストロゲン・プロゲステロン・オピオイドが減少し，GnRHのパルス状分泌が抑制されることなく再開する．

この例では，toneのあとでいったん文を切り，続くresultingを「その結果」と訳して次の文に続けています．

Epidemiology started in the nineteenth century with studies of infectious diseases, such as with the discovery of the infectious nature and mode of transmission of cholera in a London epidemic. (Lewis, p.205)

△ 疫学は19世紀に，ロンドンで流行したコレラの感染性や感染様式の発見などの，感染症研究から始まった．

◯ 疫学は，19世紀の感染症研究から始まった．それは例えば，ロンドンで流行したコレラの感染性や感染様式の発見などの研究であった．

この例では，such asを「それは例えば」として2文をスムーズにつなげてい

ます．

> However, symptoms of persistent or chronic methamphetamine psychosis are often so similar to those of schizophrenia that some clinicians may regard them as clinically equivalent conditions, although it has been argued that methamphetamine *produces* a persistent psychosis that resembles schizophrenia. (SUD, p.164)
>
> △ しかしながら，持続的または慢性のメタンフェタミン精神病の症状はしばしば，統合失調症の症状と酷似しているため，両者を臨床的に同じ病態として捉える臨床家もいる<u>かもしれないが，</u>メタンフェタミンは統合失調症類似の持続的精神病状態を「作り出す」のだという意見もある．
>
> ◉ しかしながら，持続的または慢性のメタンフェタミン精神病の症状はしばしば，統合失調症の症状と酷似しているため，両者を臨床的に同じ病態として捉える臨床家もいる<u>かもしれない．その一方，</u>メタンフェタミンは統合失調症類似の持続的精神病状態を「作り出す」のだという意見もある．

この文では，however と although という，逆接を意味する語が 2 つあるので，原文どおり 1 文として訳すとよけいわかりにくくなります．

原文が非常に長い場合，どこで分けるか注意する必要があります．

> Given the explosive growth of what is fast becoming a billion-dollar industry with many for-profit stakeholders, it is easy to forget that efforts to legalize "medical marijuana" were initially promoted as compassionate care for severely and terminally ill patients **<u>whose illnesses had not responded to conventional treatments</u>** and **who** were at risk of legal jeopardy if found in possession of cannabis (which remained illegal under all state and federal laws until 1996, when California first passed its medical cannabis law). (SUD, p.485)

この原文は，文末の括弧内まで含めるととても長い 1 文です．これを，treatments までをひと区切りとして訳すと次のようになります．

> △ 営利目的の投資家をたくさん抱える10億ドル規模産業にまで爆発的に拡大し続けていることを考えると,「医療用大麻」を合法化する動きは当初,従来の治療法では病状が改善しなかった重症の終末期患者の苦しみを和らげるためのケアとして進められたものだということを忘れてしまいがちである.こういう患者は,大麻所有が発覚すると法的危険にさらされるリスクを抱えていたのだ(1996年にカリフォルニア州で医療用大麻法が初めて成立するまでは,すべての州法および連邦法が大麻使用を禁止していた).

これでも間違いではありませんが,whose と who が同じ先行詞(patients)を共有しているので,whose 以下をひとまとまりとして訳したほうが,意味のまとまりが伝わりやすくなります.

> ○ 営利目的の投資家をたくさん抱える10億ドル規模産業にまで爆発的に拡大し続けていることを考えると,「医療用大麻」を合法化する動きは当初,重症の終末期患者の苦しみを和らげるためのケアとして進められたものだということを忘れてしまいがちである.こういう患者は,従来の治療法では病状が改善せず,大麻所有が発覚すると法的危険にさらされるリスクを抱えていたのだ(1996年にカリフォルニア州で医療用大麻法が初めて成立するまでは,すべての州法および連邦法が大麻使用を禁止していた).

逆に,短い文が続くと細切れでまとまらない印象を与えてしまいます.

> These large samples are often crude tools when phenotype is concerned. Investigators have to work with what is available. (SUD, p.20)
> △ 表現型を検討する場合,この大規模なサンプルは粗製であることが多い.研究者は,使えるものを使うしかない.
> ○ 表現型を検討する場合,この大規模なサンプルは粗製であることが多いが,研究者は,使えるものを使うしかない.

原文どおり2文で訳してももちろん間違いではないですし,意味もわかりに

くくはありません．しかし，前後の文にもよりますが，あまり短い文が続くと読書のリズムがスムーズでなくなることがあります．また，この例のように，密接な関係にある2文は1文としたほうが，つながりがよりわかりやすいでしょう．

このように，日本語で伝わる情報量にあわせて，英文1文の内容を複数文に分けて訳したり，複数の英文を日本文1文にまとめたりするほうがわかりやすくなることがあります．

4　コロン（：）やセミコロン（；）

英文では，コロンやセミコロンがよく使用されます．その用法は多種多様ですが，いずれの場合も，文や文章を途中で区切ることが目的で，その前後の内容には何らかの関連性があります．文中で使用されるコロンは，項目を列挙するときや，第2文が第1文を説明するときなどに使われます．セミコロンは，関連の深いいくつかの文を並列するときや，句や節を列挙するときに使われます．コロンもセミコロンも日本文では使用されませんから，英文和訳に際しては，コロンやセミコロンをそのまま残すべきではなく，その前後の内容の関連性に応じて訳すべきであると著者は考えています．

❗ 基本ルール

コロンやセミコロンは，その機能に応じて日本語に訳す．

セミコロンは基本的に句読点として機能します．その場合，コンマとピリオドの中間的なイメージと理解するとよいようです．つまり，セミコロンの前後の文のつながりは，コンマで区切られている場合よりは独立しているけれども，ピリオドで区切られて別々の文となっている場合よりは密接だということです．ですから，前後の文を独立して訳したうえで接続詞を使用することによってそのつながりを表すこともできますし，1文にしてしまってよいこともあります．

> Alcohol is the most commonly abused substance among patients with social anxiety disorder (social phobia); individuals with social anxiety are two to three times more likely than those without the

condition to develop an alcohol disorder.（SUD, p.707）
- アルコールは，社交不安障害（社交恐怖）の患者が乱用することが最も多い物質である．そのため，社交不安を抱える人は，それを抱えない人よりも2～3倍の確率でアルコール関連障害を発症しやすい．

この原文は，セミコロン前後の文の関連をどう理解するかで，様々なつなげかたが考えられます．ここでは「そのため，」としましたが，「具体的には，」としてもよいかもしれませんし，つなぐ言葉は用いずに「社交不安を抱える人は…」と続けても問題ないでしょう．

An interview session should not be ended abruptly; rather, time should be set aside to allow the patient to discuss whatever is remaining in his or her mind.
- 面接は唐突に終了すべきではなく，患者が語り切れていないことを話題にできるように時間の余裕を確保する必要がある．

この場合は文がさほど長くなく，セミコロン前後の内容に密接な関連があるので，1文にして訳したほうがよいと思います．

セミコロンのあとに文がこないこともあります．

Tobacco can be smoked or chewed, and nicotine can be ingested in the form of gum, a lozenge, or spray; applied as a dermal patch; or inhaled as an aerosol through an electronic cigarette device or inhaler.（SUD, p.267）
- タバコは吸うものも噛むものもある．ニコチンは，ガム・トローチ・スプレー剤の形で摂取することもあるし，経皮パッチとして貼付することもあるし，電子タバコ用の器具や吸入器を用いてエアゾール剤として吸入することもある．

これは，複数のまとまったフレーズの区切りとしてセミコロンを用いた例です．

コロンは，セミコロンと同様に関係の深い文と文を区切るために用いられるこ

ともありますが，ここでは，同格の名詞句を1つまたは複数列挙する際の用法を取り上げます．

> Benzodiazepines have an additional measure of safety over barbiturates: the antidote flumazenil.（SUD, p.304）
> - ベンゾジアゼピン系薬剤にはもう1つ，バルビツール系薬剤に勝る安全対策がある．それは，フルマゼニルという拮抗薬があるということである．

ここでは，後半に「それは，」を加えてつながりを示しています．

> The importance of these molecules in brain development is demonstrated by one prominent example: mutations of the *Dicer* gene, which codes for an enzyme involved in microRNA processing.（Lewis, p.240）
> - 脳の発達におけるこれらの分子の重要性を示す，代表的な例がある．それは，マイクロRNAプロセッシングにかかわる酵素をコードする*Dicer*遺伝子の変異である．

この例でも，コロン以下の後半部分が，前半部分のone prominent exampleを説明しています．後半部分は文ではなく名詞句ですが，この訳のように「それは…である」と文として訳したほうがわかりやすいと思います．

> For clinical purposes, withdrawal phenomena can be arbitrary grouped into three domains: 1) peripheral nervous system symptoms with both sensory and motor abnormalities; 2) CNS symptoms; and 3) autonomic nervous system (ANS) symptoms.（SUD, p.307）
> - 臨床上，離脱現象は次のような3つの症状群に恣意的に区分される．1) 感覚神経と運動神経の異常を含む末梢神経症状，2) 中枢神経症状，3) 自律神経症状．

この原文では，前半の説明のあと項目列挙を始める前にコロンでいったん区切り，後半の項目をセミコロンで区切っています．訳文は2文に分けて訳し，「次

のような」でつながりを示しています．

5 スラッシュ（/）

　英文では項目の区切りとしてスラッシュが使われることもあります．これもコロンやセミコロン同様，そのまま訳文に入れるよりも，何らかの日本語に変換したほうがよいでしょう．

　医学文献を読んでいると，and/or という書きかたをよく目にします．2つの項目の両者があてはまる場合もあるしいずれかだけがあてはまる場合もあるというとき，この and/or が使われることがあります．これを「そして / または」と訳すと，意味がわからなくはないですが，日本語表現としては不自然です．これは多くの場合，読者の頭のなかで，「ああ，これはあの英語の and/or だな」と逆翻訳して理解されているのではないでしょうか．そうなるともう，翻訳していることになりませんね．

　どう訳すのがよいでしょうか？　X and/or Y は「X と Y」と「X か Y」の両方を含むので，そのどちらかだけでは不十分です．著者は，「X や Y」と訳すことがあります．「や」は，両立も二者択一も表せる曖昧さがあるので，こういうときに便利です．

> Thus, in addition to statistical significance, it is important to examine confidence intervals **and/or** the effect size. (Lewis, p.170)
> 🟠 このように，統計的有意差だけでなく，信頼区間や効果量を検討することが重要である．

　列挙項目が多くなると，「や」が連続してしまうので，読点や中点で区切るだけでよいでしょう．

> For millennia, societies have designated specified individuals within their communities as professional healers who might be known, for example, as shamans, witches, physicians, **and/or** doctors. (Lewis, p12)
> △ 数千年間にわたり，社会はその特定の成員を職業的治療師として選定し，その治療師は，例えば，シャーマンや魔女や医師や博士として知られていた．

> ○ 数千年間にわたり，社会はその特定の成員を職業的治療師として選定し，その治療師は，例えば，シャーマン・魔女・医師・博士として知られていた．

X and/or Y の X と Y が動詞を含むフレーズであれば，「たり」が使えます（**Column 22「「たり」」** p.123 参照）．

> Psychotherapy is often helpful for achieving stable low-level use of substances **and/or** abstinence that will enhance the efficacy of pharmacotherapeutics for ADHD. (SUD, p.736)
> ○ 精神療法は，物質使用を少量に抑え<u>たり</u>断っ<u>たり</u>するために有用であり，それによって ADHD に対する薬物療法の有効性を高めることができる．

スラッシュはもちろん and/or 以外にも使われますが，ここでもやはり「や」が便利です．

> Acute agitation from **cocaine/methamphetamine** intoxication is most often the condition that leads users to seek medical attention. (SUD, p.163 より一部改変)
> ○ <u>コカインやメタンフェタミン</u>の中毒による急性興奮は，使用者が医療を求める理由として最も多いものである．

しかし，「や」が続くと単調になるので工夫が要ります．

> It is in the art of the interview itself that the potentially **caring/healing** relationship is first introduced and subsequently shaped, and the empathic apprehension of the skilled **listener/observer** is established, whether with an individual **child/infant**, parent, couple, or entire family system. (Lewis, p.6)
> ○ 相手が個々の<u>子ども・幼児</u>・親・カップル・家族全体のいずれであるかにかかわらず，<u>気遣いや癒し</u>を育みうる関係性が次第に形作られてゆ

> き，熟練した聞き手であり観察者でもある面接者の共感的理解が定着するための基盤は，面接という技巧そのものにある．

　この例では，「や」を使うだけでなく，同じスラッシュでも様々に訳し分けています．

　he/she, him/her, him/herself というふうに記載されることもよくあります．he/she や him/her は，「彼 / 彼女」などとするよりも，「その人」「(その)患者」などとしたほうが日本語として自然だと思います．him/herself については，「自分自身」などが使えます（**Chapter 2**「**代名詞の性**」p.53，同「**代名詞はそのまま？**」p.73 参照）．

> Deafness **and/or** blindness not only affects how the child perceives the world, but how the world perceives the child and most importantly, how the child perceives **him/herself**.（Lewis, p.123）
> ○ 聴覚障害や視覚障害は，子どもが世界をどのように感知するかに影響するだけでなく世界がその子どもをどのように感知するかにも影響し，何よりも重要なのは，その子どもが自分自身をどのように感知するかにも影響するということである．

6　強調字体

　英文で強調のために使われるのは，斜体（イタリック体）や太字（ボールド体）です．太字は日本文でも使用されることはあり，本書でも強調として使っていますが，斜体による強調は日本文にはあまりなじまないと思います．そこで，斜体で強調されている英文をどのように翻訳すればよいか考えてみましょう．以下に述べるようにいくつかの方法があります．

> Prevalence focuses on disease *status* of individuals within a population rather than on the pattern of *onset* of new cases in that population.（Lewis, p.206）
> ○ 有病率が示しているのは母集団の個々の成員の罹患状況であって，その母集団における新たな症例の発症パターンではない．

4　より読みやすい訳文へ

141

日本文では傍点による強調のほうがわかりやすいように思います．

> A good study should have moderate to high internal *and* external validity.（Lewis, p.176）
> △ よい研究は，中度から高度の内的妥当性と外的妥当性を備えているべきである．
> ◎ よい研究は，中度から高度の内的妥当性および外的妥当性を備えているべきである．

「と」の一文字だけを斜体にしても強調効果は薄いように思います．字数がより多い「および」にして傍点をつけたほうが，効果的です．

> Developing a culture that is both rigorous *and* kind *and* searches for its own errors while focusing on systemic processes needing improvement is an important task in building and maintaining child mental health systems.（Lewis, p.193）
> ◎ 子どものメンタルヘスシステムをつくり上げて維持するうえでは，厳格さと優しさの両者をあわせもち，かつ，改良を必要とするシステム上のプロセスに注目しつつうまく機能していない部分を常に探り続けるような文化を醸成することが重要である．

原文では 2 か所で *and* が強調されていますので，「両者」「かつ」など，「両方」の意味の言葉を使って両立を明確に訳出するのも一法です．

> *Confidentiality* is a term that is all too often used interchangeable with *privacy*.（Lewis, p.201）
> ◎ 「守秘義務」という用語はしばしば，「プライバシー」と同義に用いられる．

鉤括弧に入れるのも強調になります．上記 2 例目のように，特定の用語が話題になっている場合は特に有効です．

3 原文の固有名詞に気をつける

1 人名

　訳している英文中に外国人名が出てきたら選択肢は 2 通り，原文のままにするかカナ書きするかです．学術的な訳書の場合は原文のままにすることが多いと思いますが，よりインフォーマルな読みものなどの場合はカナ書きにします．このとき，よくある名前なら問題ないのですが，あまり目にしたことのないような珍しい名前に出会うことがあり，その発音もわからないのでどうカナ書きするか悩まされます．特に英米人以外の名前は英語読みとは違う発音になることがあるので要注意です．また，英語圏の名前でも綴りと発音が一致しないことがあります．たとえば，男性名の Stephen が「ステファン」とカナ書きされることがありますが，正しくは「スティーヴン」です．外国人名をどうカナ書きするのが一般的かを調べる際には，欧羅巴人名録（https://www.worldsys.org/europe/）が役に立ちます．同様のサイトはほかにもあるので調べてみてください．音声機能で発音を聞けるサイトもあります．また，最近は講演などの動画をインターネット上で視聴できるので，本人の講演で自己紹介をしているところがあれば正確な発音を確認できます．

2 薬品名

　人名同様薬品名も，学術書では原文のまま，それ以外ではカナ書きというのが普通です．そしてここでも，カナ書きの場合，その発音がわからないとカナ書きできません．訳書のなかには，現地での発音を確認せずにローマ字読みしている場合もあります．また，日本での正式な薬品名が海外での発音と異なっている場合があります．たとえば，抗精神病薬の quetiapine は，米国では「ケタイアピン（強勢は「タ」）」と発音されますが，日本では「クエチアピン」として発売されています．抗うつ薬の sertraline は米国での発音は「サートラリン」に近いのですが日本では「セルトラリン」です．日本で流通している薬品なら日本で使用されている名称に訳せばよいと思いますが，そうでなければできるだけ現地での発音どおりにしたほうがよいのではないでしょうか．

3 書名

書名も，邦訳が出版されている場合は，読者が参照しやすいようにそれにあわせるべきです．書名は二重鉤括弧に入れます．

> I conclude with a passage from Plato's *The Laws*, written about 350 BC.（Lewis, p.1015）
> 紀元前350年頃に書かれた，プラトンの『法律』から一節を引用して締めくくりたいと思います．

邦訳が出版されていなければ，原題を付して訳します．

> Thomas Percival's *Code of Medical Ethics*, on which was based the first code of ethics of the American Medical Association, incorporated the following exhortation.（Lewis, p.202 より一部改変）
> トーマス・パーシヴァルの著書『医療倫理規範（Code of Medical Ethics）』は，アメリカ医学会の最初の倫理規範のもとになったものであって，次のようなことを奨励している．

4 訳文の硬さに気をつける

翻訳に限らず，文章を書くときにはその内容や想定される読者層にふさわしい文体を意識する必要があります．文章の硬さは，様々な要因で決まります．「ですます調」を使用したり和語や仮名を多用したり動詞を多用したりすれば柔らかい文章になり，「である調」を使用したり漢語や漢字を多用したり名詞を多用したりすれば硬い文章になります（**Chapter 2「名詞より動詞で訳す」** p.68 参照）．

医学文献では，実際のあるいは架空のケースが紹介されることがあります．いわゆる「症例報告」や「症例研究」といったジャンルのように単独のあるいは複数の症例の詳細な記述から，本文で述べていることを例示するための比較的簡潔な記述まで様々です．

こういうケースの箇所は，本文の医学的な記述部分とは訳しかたを変えたほうが自然になることもあり，また全体のアクセントにもなります．特に，精神医学関連文献や心理学関連文献では，こうしたケースの記述があたかも一編の読みもののようになることが多いので，医学的，科学的部分とは一線を画した訳しかたがふさわしい場合もあるのです．もちろん，ほかの部分と同じように訳すこともできます．全体のバランスや編集方針を考慮に入れて，どんな文体でも訳すことができると便利ですね．

Impairment in Regina's cognition and memory, in addition to her learning functions, was apparent.
- レジーナの認知と記憶，および学習機能に障害が生じていることは明らかであった．

It was apparent that Regina's cognition and memory, in addition to her learning functions, were impaired.
- レジーナの考える力と覚える力，そして勉強の力が低いことははっきりしていました．

　この例文の場合，最初の英文のほうが2番目の例文より硬い言い回しになっているので，訳文の硬さもそれにあわせます．

John was the second of two children born to middle-class parents after normal pregnancy, labor, and delivery. As an infant, John appeared undemanding and relatively placid; motor development proceeded appropriately, but language development was delayed. (Lewis, p.428)
- ジョンは中流家庭の2人同胞第2子として，正常妊娠・正常分娩を経て出生した．乳児期には要求がましいところがなく，比較的温和であった．運動発達は正常に進んだが，言語発達の遅滞がみられた．
- ジョンは2人きょうだいの2番目として中流家庭に生まれ，妊娠と出産は正常でした．赤ちゃんのころはぐずることがなく，わりとおとなしい子でした．運動発達は順調でしたが，言葉の遅れがみられました．

ケースのなかで直接話法になっている箇所，つまりセリフが出てくる部分は，著者が大好きなところです．

> The clinician asks Marcus if he has considered making any changes in his crystal meth use. He replies, **"Yeah, I know it's not good for me. Honestly, though, I can't imagine having sex without it."**（SUD, p.593）
> △ 臨床家は，覚醒剤使用を改めようと思ったことがあるかどうかマーカスに尋ねる．彼の返答はこうである．「はい，よくないことはわかっています．でも，率直に言って，あれを使わないセックスなんて想像できません．」
> ◯ 臨床家は，覚醒剤使用を改めようと思ったことがあるかどうかマーカスに尋ねる．彼の返答はこうである．「ああ，よくないことはわかっとる．でもハッキリ言って，あれなしでエッチするなんて考えられんよ．」

　こういうセリフの訳しかたに「正解」はないので，登場人物のキャラクターを想像しながら，臨場感たっぷりに訳しましょう．原文を「台本」と思って，自分が訳者ならぬ役者だったらどんなふうに言うか考えてみると楽しいと思います．たとえば，この例の最後の部分を，「あれなしでエッチするなんてありえんよ」としてみるとどうでしょうか？「ありえない」とすると，「（覚醒剤なしでセックスすることは）一般的に言ってつまらない」というやや客観的な主張になります．一方，原文は I can't imagine と I が主語になっていますので，「自分にとっては考えられない」という主観的なニュアンスで訳すほうが原文に近くなるでしょう．ただ，最近の若者の「ありえな〜い」には主観的な意味合い（「自分は嫌だ」）という意味も込められているようですので，この場合はどちらでもよいと思います．このように，いろんな言い回しを考えてみてニュアンスの違いを楽しめるのが，セリフの翻訳の魅力です．

> "You told me that if I threaten to harm others or myself you'd tell my parents; all the other stuff is between you and me. Well, during the last few weeks I've done ecstasy twice. I don't want them to know-you going to tell them?"（Lewis, p.14）
> ◯「あなたは，もし私が他人や自分自身を傷つけるようなことを口にすれば

両親に話すけれども，その他のことは秘密にすると言いました．ところで，ここ何週間か，麻薬を2回使いました．両親には知られたくありません．彼らに話しますか？」
- 「先生，あたしがどこかのだれかや自分を痛めつけようとしてたらうちの親に知らせるけど，それ以外は黙っとくって言ってたよね．あのね，ここ何週間か，エクスタシーを2回使ったんだ．親に知られたらまずいんだけど……知らせるの？」

このセリフの主は，治療者がどういう対応をするか不安がっているようです．想定されるキャラにふさわしい言葉遣いで訳します．

特に子どものセリフは，学校で習う英語のように訳すのではなく，年齢相応の生き生きとした言葉にしたいものです．漢字表記を減らしてかな表記を多めにすることで，年齢に応じた幼さも表現できます．

Many PT programs encourage parents to consider what the child maybe trying to communicate through the disruptive behavior. A tantrum could be saying **"This is too hard."** Screaming could mean **"Leave me alone."** Hitting could be communicating **"That's mine. Give it back."** (Lewis, p.801)

- △ 多くのPT（ペアレントトレーニング）プログラムでは，破壊的行動を通じて子どもが何かを伝えようとしているのかもしれないということを考えるよう保護者に指導する．かんしゃくを起こしている子どもは「これはあまりにも困難です」と言っているのかもしれない．子どもの叫びは「一人にさせてください」という意味かもしれない．暴力は，「それは私の物です．返してください」と伝えたいのかもしれない．
- 多くのPT（ペアレントトレーニング）プログラムでは，破壊的行動を通じて子どもが何かを伝えようとしているのかもしれないということを考えるよう保護者に指導する．かんしゃくを起こしている子どもは「こんなの，むずかしすぎ」と言っているのかもしれない．子どもの叫びは「いいからほっといて」という意味かもしれない．暴力は，「それ，ぼくのだよ，かえして」と伝えたいのかもしれない．

なお，この例の原文の maybe は，may be の誤植です（**Chapter 1**「**原文の問題に気をつける**」p.37 参照）．

直接話法のセリフを訳すときには，書き言葉と異なる独特な口語表現に注意する必要があります．

> "**I mean** you can …… pretend to be heterosexual as much as you like, but when push comes to shove …… (it is difficult) to **like** create this big lie all the time, **you know**, live this lie, you lose it every so often."
> （Lewis, p.143 より一部改変）
> ✘ 「わたしが意味するのは，……異性愛のふりをしたければすればいいけど，いざというときには，……こんなひどい嘘をでっちあげることを好きになるとか，あなたは知ってます，その嘘を貫きながら生き続けるとかはむずかしくて，時々くじけちゃうの」
> ○ 「つまり，……異性愛のふりをしたければすればいいけど，いざというときには，……まあ，こんなひどい嘘をでっちあげるとか，あとはそうね，その嘘を貫きながら生き続けるとかはむずかしくて，時々くじけちゃうの」

この文中の **I mean**，**like**，**you know** は，考えながら話すときに言葉と言葉の間を埋めるためのもので，「フィラー（**filler**）」とよばれます．日本語でいえば「えっと」「あのー」といった感じなので，語義どおり訳すと変な訳文になってしまいます．

5 » 訳文の統一に気をつける

1つの著作のなかで訳語が一定しないと，読者が混乱してしまいます．たとえば，randomized controlled trial は「無作為化比較試験」「ランダム化対照試験」「ランダム化比較試験」など様々に訳されることがあります．そのあたりの事情に詳しい読者なら同じことだとわかるかもしれませんが，知らない読者は，何か別のことなのだろうかと困惑してしまいます．先に索引を作成しておいたり，学会等が発行している用語集（例：日本医学会発行の医学用語辞典）などを

参照したりすることが，訳語の統一に役立ちます．

　この訳語の統一は，分担翻訳の場合特に重要になります．同じ原著者の文体が，同じ著作のなかで訳者によって変わらないようにしたいものです．そのために，翻訳を始める前に，分担訳者間である程度の方針を統一しておく必要があります．この際，前記の用語集が役に立ちますし，先に作成した索引を共有することもできます．監訳者がいる場合，最終的には監訳者がある程度の文体統一をすることもあります．ただし，原著も分担執筆になっていて，違う著者のパートを違う訳者が担当するのであれば，訳文の文体の違いはあまり問題にならないでしょう．

　なお，出版社や監訳者から「翻訳要項」といったものが提供されることもあり，訳語の統一以外にも訳しかたに関していろいろ指示されることがありますので，遵守しましょう．

　原文中の引用文献の邦訳があれば，引用されている部分はその邦訳に従ったほうがよいと思います．「**書名**」（p.144）で述べたように，すでに出版されている邦訳と今訳している文献の訳を統一することによって，読者がその邦訳を参照しやすくなるからです．この場合，その邦訳文献に従ったことを訳書中に明記する必要があります．

DSM-5 criteria provide "a common language for researchers and clinicians who are interested in studying these disorders" but "the proposed criteria [sets] are not intended for clinical use" (p.783).
(Lewis, p.500)

- DSM-5 は，「これらの障害を研究することに関心をもつ研究者や臨床家の人たちに共通の言語を」提供するが，「提案した一連の基準は，臨床において用いるためのものではない」．（原書 p.783；髙橋三郎・大野　裕（監訳）：DSM-5 精神疾患の診断・統計マニュアル．医学書院，p.775，2014）

第1部 ◆ 英語➡日本語

Chapter 5 訳し終わったら

1» 最終チェック

　よい訳文に仕上げるためにはまず，訳し終わった文（章）を最初から読み直してみましょう．可能なら，黙読よりも音読のほうが効果的だと思います．文章のリズムやテンポをより感じやすいからです．音読しにくいと感じたら，そこに日本語の不自然さがあると思ってください．

　さらに，第三者に訳文を読んでもらうことができればベストです．可能であれば，内容をあまり知らない人に頼みましょう．内容を知っていれば，わかりにくい訳文でも「こういう意味だろう」と「読み手効果」が働いてしまうからです（**Introduction**「訳文は一読して理解できるべき－日本語力」p.7 参照）．著者がまだ駆け出しの精神科医の頃，学会発表の原稿や論文を書くときに，「何も知らないド素人が読んでもわかるように書け」と指導されたことを思い出します．

　誰かに読んでもらうときには，すべての訳文が一度読んだだけでスッと頭に入るかどうかを確認してもらいます．別の言葉でいえば，「二度見」しないとわからないような訳文は失格です．長文を読み切るのに何度も「二度見」させられるようでは，読者は読むのをやめてしまいます．

2» 訳者解説

　単独の訳者または監訳者の場合は，（監）訳者として解説を執筆する機会があるかもしれません．翻訳出版に至ったいきさつ，原著の価値，原著者の簡単な紹介，翻訳にあたって留意したことなどを記しましょう．特に，外国語で出版された原著を日本の読者に紹介することの重要性を強調しましょう．翻訳で問題に

なった部分や，訳注や脚注では説明しきれなかった内容があれば，これも解説に記載したほうがよいことがあります．

ただし，原著の分量と解説の分量とのバランスに配慮しましょう．スリムな原著に膨大な解説は不釣り合いです．著者は以前，原著部分よりも解説のほうがページ数の多い訳書を見かけたことがありますが，これは本末転倒だと思います．**Chapter 4 の「訳文のリズムに気をつける」**の末尾（p.129）で述べたように，主役は原著者で訳者は裏方なのですから．

そして，解説の最後に，翻訳にご協力いただいた方への謝辞を加えることもお忘れなく．

3 » やっと完成

おめでとうございます．ここまでくれば，正確で，自然で，わかりやすく，読みやすい翻訳の完成です．

もうお気づきかと思いますが，こうして翻訳を通じて日本語力に磨きをかければ，翻訳でない文章を日本語で書くときにも役立ちます．翻訳を通じて鍛えられた英語力・リサーチ力・日本語力が，読者の皆さんの日常の様々な場面で生かされることを願っています．

第2部

◆

日本語 ➡ 英語

文献一覧 第 2 部で使用した文献を本文中では以下のように略記しています．

AWG	Swales JM, et al.: *Academic Writing for Graduate Students: Essential Tasks and Skills*. 3rd ed, Univ of Michigan Press, 2012
BGU	American Medical Writers Association: *Basic Grammar and Usage*. Kendall Hunt Publishing, 2008
CEG	*Collins COBUILD English Grammar*. 4th ed, Harper Collins Publishers, 2017
CGM	Stuart M (ed): *The Complete Guide to Medical Writing*. Pharmaceutical Press, 2007
CRE	赤須 薫（編）／大西泰斗，他（監）：*Compass Rose English-Japanese Dictionary*；コンパスローズ英和辞典．研究社，2018
EAR	Wallwork A: *English for Academic Research: Grammar, Usage and Style*. 2nd ed, Springer, 2023
ECS	Paquette G（著）／理論物理学刊行会（企画）：科学論文の英語用法百科 *English Composition for Scholarly Works* 第 1 編 よく誤用される単語と表現．京都大学学術出版会，2004
EOS	Strunk W, et al.: *The Elements of Style*. 4th ed, Longman, 1999
EWB	Zeiger M: *Essentials of Writing Biomedical Research Papers*. 2nd ed, McGraw-Hill, 1999
EWR	Wallwork A: *English for Writing Research Papers*. 2nd ed, Springer, 2016（前平謙二，他（訳）：ネイティブが教える日本人研究者のための論文の書き方・アクセプト術，講談社，2019）
GEJ	南出康世，他（編）：*Genius English-Japanese Dictionary*；ジーニアス英和辞典．第 6 版，大修館，2022
GFE	田中茂範：表現英文法 わかるから使えるへ；*Grammer for Expression*．増補改訂第 2 版，コスモピア，2017
GRE	Gopen GD: *Gopen's Reader Expectation Approach to the English Language*. THiNKaha, 2016
LDC	*Longman Dictionary of Contemporary English*. 6th ed, Pearson, 2014
LRW	Royal B: *The Little Red Writing Book*. Writer's Digest Books, 2007
Marketing	Sharp B: *Marketing: Theory, Evidence, Practice*. Oxford University Press, 2013
MWP	Goodman NW, et al.: *Medical Writing: A Prescription for Clarity*. 4th ed, Cambridge University Press, 2014
NOG	Kane TS: *The New Oxford Guide to Writing*. Oxford University Press, 1994

OAL	Lea D, et al.: *Oxford Advanced Learner's Dictionary*. 10th ed, Oxford University Press, 2020
OGB	Thurman S, et al.: *The Only Grammar Book You'll Ever Need*. Adams Media, 2003
PCS	American Medical Writers Association: *Punctuation for Clarity and Style*. Kendall Hunt Publishing, 2006
RG	Kolln M, et al.: *Rhetorical Grammar: Grammatical Choices, Rhetorical Effects*. 8th ed, Pearson, 2016
RNN	Block M: *Rewriting Network News: WordWatching Tips from 345 TV and Radio Scripts*. CQ Press, 2010
SLC	Williams J, et al.: *Style: Lessons in Clarity and Grace*. 12th ed, Pearson, 2016
SOS	Gopen G: *The Sense of Structure: Writing from the Reader's Perspectives*. Longman, 2004
SSP	Witte F, American Medical Writers Association: *Sentence Structure and Patterns*. Kendall Hunt Publishing, 2007
SUD	Brady KT, et al. (eds): *The American Psychiatric Association Publishing Textbook of Substance Use Disorder Treatment*. 6th ed, American Psychiatric Association Publishing, 2021
WHH	Glenn C, et al.: *Writer's Harbrace Handbook*. 6th ed, Cengage Learning, 2016
WSP	Greene AE: *Writing Science in Plain English*. University of Chicago Press, 2013
WTE	Clark RP: *Writing Tools: 55 Essential Strategies for Every Writer*. Little, Brown and Company, 2008 (10th Anniversary ed)
ネイティブ発想	前平謙二：アクセプト率をグッとアップさせる ネイティブ発想の医学英語論文．メディカ出版, 2017

Introduction ▶ Chapter 4〜7 の参考資料
Global Communication Center, Carnegie Mellon University: Making Complex Writing Intelligible with Known-New Contract
(https://writing.umn.edu/sws/assets/pdf/CMU-old-new-handout.pdf)

その他の出典を示す略語
PP（published paper：公表論文）

参考文献
- Tredinnick M: *The Little Green Grammar Book*. Univ of New South Wales Press, 2008
- Block M, et al.: *Writing News for TV and Radio*. CQ Press, 2010
- 大西泰斗の英会話☆定番レシピ．NHK テレビ番組．2023 年 3 月で放送終了

第2部 Introduction ▶▶ Chapter 1〜3

思考を"可視化"する①
日本人的思考 vs 西洋人的思考

　英語ネイティブはいったいどのような言語的思考回路をもっているのでしょうか．皆さんは英語ネイティブの頭のなかを覗いてみたいと思ったことはありませんか．その思考回路を身につけることができれば，どれほどスラスラと英語を読み書きできることでしょう．ここでは，**第2部（日本語➡英語）**のウォームアップとして，私たち日本人と英語ネイティブの言語的思考回路の違いを可視化し，その違いを比較してみたいと思います．そこに英作文上達への大きなヒントがあるからです．

　最初に，日本人的思考について考えましょう．英語的思考では理解しにくい日本語的思考を可視化すると，次のイラストのようになります．西洋人的思考回路では，この無秩序な＜従属節の数珠つなぎ＞を理解することができません．なぜなら，主節の主張をサポートするのが従属節の本来の役割であるべきはずなのに，無秩序に並んだ複数の従属節からは，書き手の意図をロジカルに理解することがむずかしいからです．

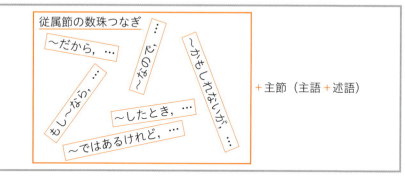

● 日本人的思考の"可視化"：曲線的思考回路―複数の従属節や句が一見無秩序に連なっている

日本人的思考例：

手術は成功したので（←理由），もし患者の経過が良好であれば（←仮定），予定よりは早いかもしれないが（←譲歩），少しでも回復を早めるために

(←目的)，本人の希望もあるので（←理由），できるだけ早くリハビリを開始したほうがよいと思われる．

下線部に＜従属節の数珠つなぎ＞が生じています．英文で読むと，私たち日本人にもわかりにくいです．

英訳例：

> ✘ Since the surgery was successful, if the patient's postoperative course is favorable, rehabilitation should be started as soon as possible, although it may be earlier than planned, to speed up recovery, which is also what the patient wants to do.

一方，英米人には，主節＋従属節という"一直線な思考"が基本です．主節と従属節が逆になることもあります．従属節が複数になることもありますが，せいぜい2つの節で構成されることが普通です．したがって，次のように思考を整理してから英訳を試みるのがよいでしょう．

西洋人的思考例：

> 手術は成功した．もし患者の経過が良好であれば，できるだけ早くリハビリを開始したほうがよいと思われる．予定よりは早いかもしれないが，少しでも回復を早めるために本人も希望していたことでもある．

☞ 全体を大きく3つの情報に分けました（手術の成功；リハビリの開始；患者の希望）．従属節は2つに絞りました（下線部：仮定と譲歩）．

英訳例：

> ○ The surgery was successful. If the postoperative course is favorable, rehabilitation should start as soon as possible. Although it may be earlier than planned, it is also what the patient had wanted to do in order to speed up the recovery process.

157

つい私たち日本人は＜従属節の数珠つなぎ＞を作文してしまいがちです．しかしそれをそのまま英訳しても機能しないことを理解することはとても重要です．日本語原稿にこのような箇所があれば，英訳する前に推敲しましょう．

　応用言語学者のロバート・カプランは，西洋人的思考パターンは直線的に，東洋人的思考パターンは円を描きながら核心に近づくと指摘しています．前述の＜従属節の数珠つなぎ＞は，まさにこの渦巻き状の思考そのものです．日本人同士ではなんとなく意思の疎通は可能ですが，英語ネイティブには理解しがたい構造です．英文を書くときは，常に直線的な情報の配置を心がけましょう．

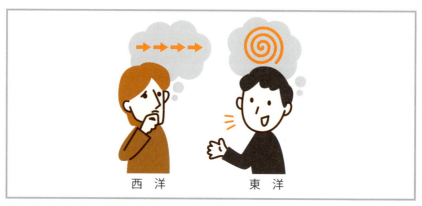

●日本人的思考 vs 西洋人的思考の"可視化"

　カプランの考えをさらに詳しく可視化してみましょう．まず，英語の単語と単語のつながりを可視化してみます．日本語と英語では，単語レベルでどのような思考の差があるのでしょうか？　英語には，"関連しあう単語を離すな"という極めて重要な原則があり，多くの文法書で次のように解説されています．

> Readers expect authors to put things together that belong together and to separate things that don't belong together. (SSP, p.111)
> 読者は，関係しあう情報は近くに，そうでない情報は離して置くことを筆者に期待している．
>
> Keep things that need to be together together. If they become separated, it causes the readers distress. (GRE, p.83)

> 重要な要素は離してはならない．離して置くと読者に大いに負担を強いることになる．
>
> ✏️ Readers expect phrases and clauses to modify the nearest grammatical element.（WHH, p.609）
> 読者は句や節が最も近い文法要素を修飾することを期待している．

英語は語順が狂うと直ぐに理解しにくくなる言語です．うっかり次のような英文を書いていないでしょうか？

原文：

> 検察官はその証人を巧みに反対尋問した．

英訳例①

> 修飾している？
> ✗ The prosecutor cross-examined the <u>witness</u> <u>with great skill</u>.

問題点は，with great skill という形容詞句が直前の名詞を修飾する構造になっており，「検察官は優れた技術をもつその証人を反対尋問した」という理解も可能なことです．この問題を解決するには，with great skill を文頭に出してこの修飾関係を断ちます．

英訳例②

> ⭕ <u>With great skill</u>, the prosecutor cross-examined the witness.（WHH, p.609）

英文は，次の図のように隣り合う単語同士が密接に関連しあっています．離れるとお互いの影響は希薄になります．"関係代名詞と先行詞を離すな"や，"主語と述語を離すな"というアドバイスもこの原則に従っています．

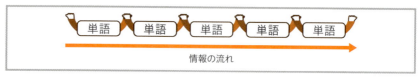

● 英文の単語と単語の直線的つながり

　英文は，"一車線の一方通行の道路"です．障害物があると流れが滞ります．一方，日本語では隣接する言葉同士にこれほど緊密な連携はありません．しかし意味は問題なく通ります．ここに英語と日本語の差を感じ取ることができます．

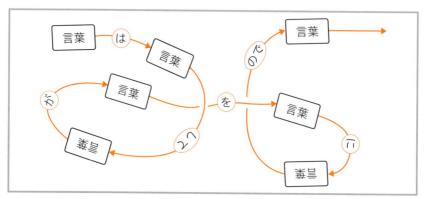

● 日本語は言葉と言葉が曲線的・立体的につながっている

　英語の"直線的思考"は語句レベルでも，センテンスレベルでも，そしてパラグラフレベルでも生じています．

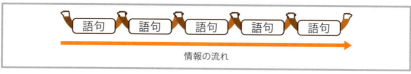

● 英文の語句と語句の直線的つながり

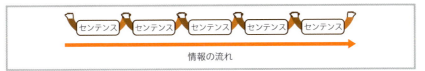

●英文のセンテンスとセンテンスの直線的つながり

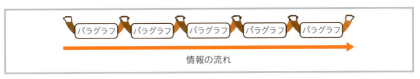

●英文のパラグラフとパラグラフの直線的つながり

　このように英文は，センテンスの構成要素がお互いに緊密に連携しあうなかで，主語位置を"起点"として発生した情報が，文頭から文末へ，センテンスから次のセンテンスへ，パラグラフから次のパラグラフへと受け渡されながら，最終的に着地点に"帰着"して初めて全容が明らかになるのです．これが英語の直線的思考の流れの最大の特徴です．見かたを変えると，一直線な情報配列をせざるを得ない英語は，このような制約を受けているともいえます．

　では，このような直線的思考のつながりのなかで，英語ネイティブはどのように情報を伝えているのでしょうか．一直線な情報配列のなかで伝えたいことを確実に伝えるための工夫として，まず，「意味の強弱」とその"ヒエラルキー"について考えてみましょう．

第2部 ◆ 日本語➡英語

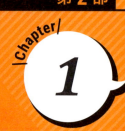

意味の強弱
―英文のセンテンス構成要素の強弱

Key Point

　本章では，英作文に上達するために英語を母語としない私たち日本人が理解しておかなければならない，非常に重要な英文の特徴について考察します．それは，「英文のセンテンス構成要素には意味の強弱がある」という特徴です．しかもそこには強調のヒエラルキーが存在します．英語ネイティブは，このヒエラルキーに従って，最も強調したい要素を最も強調して英文を作成しています．読者もまたそれを期待しながら英文を読んでいます．英文の意図を早く正確に理解するためです．これは私たち日本人の英文法観のなかではあまり学習機会のない英文法です．しかし極めて重要です．英語ネイティブがどのような強調を作り出して英文を紡ぎ出しているか，私たちもこれを学んで，英作文力を大きく前進させましょう．

1 » 意味の強弱と強調のヒエラルキー

　英文はセンテンスのなかで《意味の強弱》があります．強弱をつけて重要な情報に注意を引きつけています．しかもその強調には<**ヒエラルキー**>があり，要素によって担っている強調の重みが異なります．どのような強弱とヒエラルキーが存在するのでしょうか？　例文を見てみましょう．

> The patient took 3 g of aspirin daily for 2 weeks, recovering considerably.
> 　　　　　　　●　　　　　　　　　●　　　　　　　　●

　上の例文では，3つのパートに［強　弱　中］のリズムがあります．英文は，

英文構造上の最も重要な情報は主節のS + V + O（またはC）の構造部に配置されます．英語ネイティブは，英文を読むときもこの強調部位を探しながら読んでいます．日本語はあまり意味の強弱を感じることはなくフラットであり，私たち日本人にはこの英語のリズムがわかりにくいかもしれません．この英語特有の意味の強弱をつかみ，自分で英作文するときにも強弱のリズムをつけることが，英作文上達への近道です．

 基本ルール

最も強調したい情報は主節のS + V + O（またはC）の構造で表現する．

例文：

> その患者はアスピリンを1日に3グラム摂取して病状が大きく改善した．

英訳例：

> A：**The patient took 3 g of aspirin** daily for 2 weeks, recovering considerably．
>
> B：Taking 3 g of aspirin daily for 2 weeks, **the patient recovered considerably**．
>
> C：**The patient took 3 g of aspirin** daily for 2 weeks **and recovered considerably**．

Aの例文は＜主節＋分詞構文＞の構造をもちます．主節の情報が動詞句の情報より強調されるので，主節のSVOの構造部にある＜アスピリンを投与された＞ことが強調されます．

Bの例文は＜分詞構文＋主節＞の構造をもちます．主節の情報が動詞句の情報より強調されるので，主節のSVOの構造部にある＜患者の容体が大いに改善した＞ことが強調されます．

Cの例文は，SVOの構造をもつ2つの独立節が等位接続詞andで接続されています．したがって，＜アスピリンを投与された＞ことと＜患者の容体が大いに改善した＞ことが同等に**強調されています**．

英文では主節のSVO（C）の情報が最も強調されることを知ることは，英作文をするうえでとても重要です．さらに，この強弱のリズムのつけかたには，強調部位の構造に従って，＜強調のヒエラルキー＞とよばれる一定の規則性があります（SSP, p.67）．

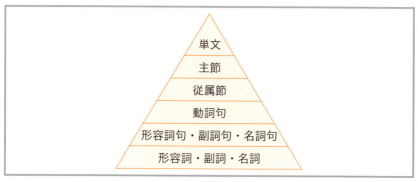

●強調のヒエラルキー

最も強い強調が置かれるのは，［主語＋動詞］の構造をもつ＜単文＞のセンテンスです．以下にその例を示します．

例文：

> 患者の容体は重篤であり，自分で動くことはできなかった．

英訳例①：メッセージは［S + V］の構造をもつ単文で伝えたときに最も強く伝わる

> **The patient's condition was critical. He could not move** on his own.

2つのセンテンスに分けることで，＜容体は重篤だった＞と＜患者は動くことができなかった＞という2つの情報のどちらにも強く，同等の強調が置かれています．

次に，この2つのセンテンスを等位接続詞（andやbut）で連結した場合はどうでしょうか？

英訳例②：2つのセンテンスを等位接続詞でつないで同等に強調する

> **The patient's condition was critical and he could not move** on his own.

等位接続詞でつながれた2つの節はともに［独立節］であり，主従の関係はありません．したがって，同等の強調が置かれています．読者の意識は1つのセンテンス内で2つの［独立節］に分散されるので，英訳例①よりもやや弱く感じます．しかし常に単文だけで英文を作ることは不可能であり，状況に応じて①よりも②が好まれます．

従属接続詞でつながれた2つの節［主節］と［従属節］には主従の関係があり，［主節］に強い強調が置かれます．情報に主従の関係があるわけですから，これは当然です．

英訳例③：2つのセンテンスを従属接続詞でつないで強調に差をつける

> **The patient could not move** on his own because his condition was critical.

［節］の構造をもたない［動詞句］は，さらに強調のヒエラルキーが落ちます．結果的に，［S + V］の構造をもつ＜患者は動くことはできなかった＞という情報が強調されることになります．

英訳例④：［動詞句］は［S + V］よりも強調のヒエラルキーが落ちる

> The patient, being critically ill, could not move on his own.

［形容詞句］や［副詞句］は，［動詞句］よりも強調のヒエラルキーが落ちます．英訳例⑤の in a critical condition は［形容詞句］であるため，英訳例④の［動詞句］being critically ill よりも強調の度合いが落ちています．動詞から派生した［動詞句］には動詞のもつ力強さがそのまま維持されますが，［形容詞句］や［副詞句］にはその強さがないからです．

英訳例⑤：

> The patient in a critical condition could not move on his own.

強調のヒエラルキーが最も落ちるのは，単語レベルの形容詞や副詞です．読者は，これらの周辺的な情報よりも，＜患者は動くことはできなかった＞という中心的な情報に強く引きつけられます．

英訳例⑥：

> The critical patient could not move on his own.

以上のように，英文の構成要素はセンテンス中で《意味の強弱》があり，英語ネイティブはそれを意識して英文を作っています．**日本語は英語よりもフラットな構造をもつ**ため，私たち日本人が意図したことを確実に相手に伝えるためには，この点を十分に注意して英文を作らなければなりません．英文には＜強調のヒエラルキー＞があることを知ることはとても重要です．

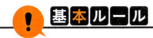

英文の構造には強調のヒエラルキーがある．

例文 1-1：

> 不整脈は心臓病患者に多い疾患で，突然死に至ることもある．

 何を強調したいでしょうか？ もし，＜不整脈は心臓病患者に多い＞と，＜不整脈が突然死に至る＞の2つの情報を同等に強調したいのであれば，2つの独立節を等位接続詞 and でつなぐのがよいでしょう．

英訳例①：2つの情報を等位接続詞でつないで同等に強調する

> **Arrhythmia is a common disease** among patients with heart problems and **often results in a sudden death**.

 ＜不整脈が突然死に至る＞を強調したいのであれば，＜不整脈は心臓病患者に多い＞を名詞句の挿入句として表現してその重要度を低くすることが可能です．

英訳例②：強調の度合いを落としたい箇所を名詞句に格下げして表現した例

> **Arrhythmia**, a common disease among patients with heart problems, **often results in a sudden death**.

 ＜不整脈は心臓病患者に多い＞を強調したいのであれば，＜不整脈が突然死に至る＞を従属節にして，その重要度を主節よりも低くすることが可能です．

英訳例③：強調の度合いを落としたい箇所を従属節に格下げして表現した例

> **Arrhythmia**, which often results in a sudden death, **is a common disease** among patients with heart problems.

例文 1-2：

> その患者は年に一度の定期検診に来院し，胃の違和感は完全には消失してはいないと訴えた．

　この文章もどこを強調するべきかで，何通りかの英訳が可能です．2 つの独立節の情報を同等に扱うときは，and で 2 つの節をつなぎます．

英訳例①：2 つの情報を等位接続詞でつないで同等に強調する

> The patient visited our clinic for a yearly checkup and complained that his stomach discomfort had not completely disappeared.

　＜胃の違和感は完全には消失してはいない＞に重きを置くときは，前半を名詞句にするなどして強調のヒエラルキーを下げます．

英訳例②：強調の度合いを落としたい箇所を名詞句に格下げして表現した例

> At his visit to our clinic for a yearly checkup, the patient complained that his stomach discomfort had not completely disappeared.

　＜患者が年に一度の定期検診に来院した＞に重きを置くときは，後半を分詞構文にするなどして強調のヒエラルキーを下げます．

英訳例③：強調の度合いを落としたい箇所を分詞構文に格下げして表現した例

> The patient visited our clinic for a yearly checkup, complaining that his stomach discomfort had not completely disappeared.

様々な英作文が可能です．いずれも，筆者がどこに強調を置いているかが重要です．

例文 1-3：

> 混乱した患者は薬を飲むことを拒んだ．

次のA～Fの英訳例で＜患者が混乱していた＞ことを最も強調しているのはどの構造のセンテンスでしょうか？

英訳例：

> A：The **confused** patient refused to take the drug.
> B：Since the patient was **confused**, she refused to take the drug.
> C：The patient, being **confused**, refused to take the drug.
> D：The patient was **confused**. She refused to take the drug.
> E：The patient was **confused**, and she refused to take the drug.
> F：The patient, **in confusion**, refused to take the drug.

正解はDです．前述の＜強調のヒエラルキー＞に従ってconfusedは，
①単文の中での強調
②複文の主節の中での強調
③複文の従属節の中での強調
④動詞句の中での強調
⑤動詞を含まない語句中での強調
⑥形容詞，副詞，名詞による強調

の順に強調の度合いが変化します．最も強く語句が強調されるのは，その語句が

単文のなかで SVO（C）の構造で表わされたときで，D ⇒ E ⇒ B ⇒ C ⇒ F ⇒ A の順で＜患者が混乱していた＞の強調の度合いは下がります．このことを知らなければ，**自分では強調したつもりでも，相手には単に付加的情報としてしか伝わらない**ことがありえます．

> D : **The patient was confused**. She refused to take the drug.
> E : **The patient was confused**, and she refused to take the drug.
> B : Since the patient was confused, **she refused** to take the drug.
> C : **The patient**, being confused, **refused** to take the drug.
> F : **The patient**, in confusion, **refused** to take the drug.
> A : The confused **patient refused** to take the drug.

2 » Nominalization（名詞化）を避ける

　強調のヒエラルキーの図が意味することは，**複文や重文よりも単文に，従属節よりも主節に，句よりも節に，単語レベルでは名詞，形容詞，副詞よりも動詞に強調が置かれている**ということです．ヒエラルキーの最下層にあるのは形容詞，副詞，名詞です．単語レベルでは，**動詞がヒエラルキーの最上段**にあります．このことをふまえてここでは nominalization（名詞化）について考察します．

　この強調のヒエラルキーから，**名詞が伝える情報の重みはほかの品詞が伝える情報の重みよりも軽い**こと，逆に，**動詞が伝える情報の重みはほかの品詞が伝える情報の重みよりも重い**ことがわかります．つまり，強調すべき情報を動詞で伝えたときに文意は明確になるのです（SLC, p.32, p.35）．ところが，日本語にはこの習慣がなく，むしろ重要な情報が名詞化されることが頻繁に起きています．このような日本語的な思考回路で英作文をすると，重要な情報が伝わりにくくなります．

　例えば，次の日本語を英訳するとします．

例文 2-1：

> 警察はその件について捜査を行った．
> ✘ The police conducted an <u>investigation</u> into the matter.
> ⭕ The police <u>investigated</u> the matter.

　伝えたい情報がより確実に伝わるのは，これら2つのセンテンスのうちどちらでしょうか？　当然ながら，"捜査"という重要な情報を名詞化していない，つまり動詞で伝えている後者の英訳です．この極めて重要な原則を知らなければ，英文を正しく書くことはできません．

　次の例はどうでしょうか（SLC, p.32）．

例文 2-2：

> 私たちの要望はデータの見直しを行っていただきたいということです．
> ✘ Our <u>request</u> is that you do a <u>review</u> of the data.
> ⭕ We <u>request</u> that you <u>review</u> the data.

　重要な要素が動詞として伝えられている後者の英訳がネイティブの作る英文構造です．簡潔であり明解です．原文は"見直し"が名詞化していますが，その発想をそのまま英訳しては危険です．

　また，この例はもう1つ問題を抱えています．それは最初の訳例の主語が動詞の行為者になっていないことです．日本語では"私たちの要望"が主語であっても何の問題もありません．しかし英語では，動詞の行為者を主語にして"We request～"で始められるのにわざわざ"Our request～"と名詞化しては，文意が抽象的かつ間接的になります．この点に私たち英語ノンネイティブは十分な注意を払わなければなりません．

　次の例ではどうでしょうか（SSP, p.33）．

例文 2-3：

> 病院管理責任者たちは現在，患者の機密情報を保護するための最善の方法を決定しようとしている．
> ✘ The hospital administrators <u>are</u> now <u>involved</u> <u>in a determination</u>

> of the best methods for the protection of confidential patient information.

　この英文の問題は，determine と protect が名詞化され，さらに主動詞が受動態で使われて，文意が弱くなっていることです．しかも名詞化に伴い determination と protection が前置詞句を生じさせ，いっそう全体を抽象的にしています．

> ◯ The hospital administrators are now determining the best methods of protecting confidential patient information.

　よい訳例は，**重要な文要素を名詞化せずに動詞のまま使うことで力強さがあり，簡潔であり，文意が明解**です．
　次のような英文も，つい私たちは名詞化して英作文しまう典型的な例です．

例文 2-4：

> この薬物療法は心拍出量を減少させる傾向があった．
> ✘ There was a tendency for the medication to produce a reduction of cardiac output.
> ◯ The medication tended to reduce cardiac output.

　日本語の発想をそのまま英語にすると，名詞化を多用することになり，結果的に曖昧な英文になります．**英語ネイティブは，名詞化されて伝えられた情報には重きが置かれていないと理解します**．一方，私たち日本人は名詞化された情報に重みを感じます．両言語間のこの違いをよく理解する必要があります．重要な情報を伝えたいのであれば，可能な限り名詞化を避けなければなりません．

3 》 文末での強調

　＜文末強調＞も私たちにはあまり学習機会がありません．英語ネイティブは文頭と文末の情報に注意しながら英文を読んでいます．情報を早く正確に理解しな

がら読むためには，情報の切れ目である文末を把握する必要があります．そのため，ピリオドの前後に注意が向きます．おのずと，読者の注意は大文字で始まる文頭の情報と，ピリオド直前の文末の情報に引きつけられます．意図して文頭と文末に意識を向けているのではなく，英文構造上の自然な結果ともいえます．文末に起きた強調が**文末強調**（または文末焦点）です．この特徴を知ったうえで英作文する必要があります．

ピリオドをはさんで文末と文頭に読者の注意が引きつけられる．

＜文頭強調＞という文法用語が議論されることはあまりありません．文頭の情報に強調が置かれることは明らかだからでしょう．私たちが英語を学ぶとき，文末の情報も同様に重みをもつことを知ることは重要です．

次の 2 つの例文では，読者の受ける印象が異なります．どのような差が感じられるでしょうか？

> A：In 30 patients, a high fever caused **discomfort**.
> B：In 30 patients, discomfort was caused by **a high fever**.

この 2 つの例文では，強調したい情報が異なります．例文 A では discomfort に強調が置かれ，例文 B では a high fever に強調が置かれます．

ちなみに，これも重要なことですが，例文 A では，高熱が原因で不快感以外の症状が表れた患者がこの 30 人の患者以外にいる可能性が示唆され，例文 B では，高熱以外の原因で不快感が表れた患者がこの 30 人の患者以外にいる可能性が示唆されます．一直線な情報伝達では，情報の配列の順序により言外にこのような差が生じるので，英作文をするときは注意が必要です．

また，例文 A と B では態が異なります．単純に「受動態よりも能動態を使うほうがよい」という発想は危険です．英作文上，受動態を用いるべきか能動態を用いるべきかはとても重要な判断です．＜何を主語にするべきか＞という視点も重要ですが，その態を選ぶことで＜結果的に何が強調されるか＞も考える必要が

あります．

　必然的に，センテンスの中ほどの情報への読者の意識は，文頭や文末への意識ほど大きくはありません．文頭と文末に大きな意識が向けられたことによる自然な結果です．

　A，B はそれぞれ次のような意味をもちます．

> A'：30 人の患者が高熱が原因の不快症状を訴えた．
> B'：30 人の患者の不快症状は高熱が原因だった．

強調したい情報が in 30 patients の場合はどうでしょうか．

> C：A high fever caused discomfort in 30 patients.

　強調したい in 30 patients を**文末に置くと強調**されます．この例文 C では，高熱が原因で不快症状以外の症状を訴えた患者がこの 30 人の患者以外にいた可能性が示唆されます．例文 C の意味を厳密に日本語で表現することはできませんが，次のような意味をもちます．

> C'：高熱が原因で不快症状を訴えた患者が 30 人いた．

　例文 A，B，C は，日本語の感覚ではどれも同じですが，英語では文末強調が生じることで全体の意味が微妙に変化しています．

　さて，文末強調が生じることは理解できました．それでは，文末の強調と主語ではどちらが重要でしょうか？　詳しくは**英文センテンス構造の可視化図**（p.220）を見てみましょう．この図は，**文構造的には主語と述語をできるだけ早く導入することが重要**であること，センテンスが運ぶ情報の内容としては**文末に送られた情報が重要**であることを示しています．つまり，文末の強調と文頭の主語は次元の異なる強調であり，この 2 者に強調の優劣をつけることはできません．

4 既知の情報と新規の情報

このような英文構造が体に沁み込んでいる英米人は，「**文頭に中程度の強調**が，**文の中ほどに小さい強調**が，**文末に大きい強調**が置かれる傾向」を予測しながらセンテンスを読みます．英文を書くときも，この英文構造の呼吸を意識しながら書くことになり，必然的にこの構造が強化されていきます．センテンスの前半に読者が知っている**既知の情報**が置かれ，後半に読者に伝えたい**新規の情報**が置かれるのはこのためです．

読者にとって重要な**新規の情報**はセンテンスの後半に置かれる．

既知の情報と**新規の情報**の理解は，since と because の使い分けと同時に考えると理解が深まります．

多くの英語学習者にとって since と because の使い分けはむずかしいのではないでしょうか？　since と because を相互交換的に使うことはできません．この2つの単語は役割が全く異なるからです．ところが，どちらにも「～なので」という同じ訳語が与えられているため，私たちはこれらが同じ意味をもっていると誤解しています．

1 since の役割

文頭の since 節が**既知の情報**を導き，後続する主節が since 節の影響または結果を**新規の情報**として提示します．読者に伝えたいのは，新規の情報である後半の主節の内容です．

例文 4-1：

> 影響または結果
> **Since** many subjects were excluded from the study, we cannot deny a possibility of a selection bias.　既知の情報　　新規の情報
> 多くの被検者が研究から除外されたので，選択バイアスの可能性を否定できない．

　この英文では，＜多くの被検者が分析から除外された＞ことが**既知の情報**として導かれ，その結果として＜選択バイアスの可能性を否定できない＞ことが**新規の情報**として提示されています．

2　because の役割

　一方，because 節は主節の後に置かれて，主節の主張を正当化するための理由を述べます．読者に伝えたいのは，**新規の情報**である後半の because 節の内容です．

例文 4-2：

> 理由で正当化
> Many subjects were excluded from the study **because** they had a history of hypertension.　既知の情報　　新規の情報
> 多くの被検者が分析から除外されたのは，高血圧の病歴があったからだ．

　この英文では，＜多くの被検者が分析から除外された＞ことが**既知の情報**として導かれ，その理由として＜高血圧の病歴があった＞ことが**新規の情報**として提示されています．

　since 節を使ったセンテンスと because 節を使ったセンテンスの構造を整理すると次のようになります．

```
since を使ったセンテンス構造
  ┌─────────┐   ┌─────┐    ╱ *since 節で述べられたことの  ╲
  │ since 節 │ + │ 主節 │   (   影響や結果が主節で述べられる   )
  └─────────┘   └─────┘    ╲                               ╱
  （既知情報）   （新規情報）
because を使ったセンテンス構造
  ┌─────┐   ┌──────────┐   ╱ *主節で述べられたことの理由が  ╲
  │ 主節 │ + │ because 節 │  (   because 節で述べられる       )
  └─────┘   └──────────┘   ╲                               ╱
  （既知情報）   （新規情報）
```

● since と because のセンテンス構造の違い

　先に**既知の情報**があってそのあとに**未知の情報**が続くほうが全体を理解しやすいことは，私たち日本人でも同じです．したがって，以下の例文 4-1 と例文 4-2 のように，主節と従属節の順序が逆になることはあまりありません．特に，because で始まるセンテンスは誤りだと英語ネイティブから指摘されることが多いです．

例文 4-1 の主節を文頭に移動した例文：

> △ We cannot deny a possibility of a selection bias **since** many subjects were excluded from the study.

例文 4-2 の従属節を文頭に移動した例文：

> ✘ **Because** many subjects had a history of hypertension, they were excluded from the study.

重要なことを 2 点要約します．
1）since 節の内容は**既知の情報**であり，その結果が後続の主節に示される．
2）because 節の内容は**新規の情報**であり，主節の主張内容を正当化する．

　since と because は意味も役割も使いかたも発音もスペルも異なります．相互交換的に使用することはできません．since は**既知情報**を導くので文頭に，because は**新規情報**を導くので文後半に置かれるのが基本です．

基本ルール

since は既知情報を導き，because は新規情報を導く．

練習問題

1：がん患者は治療中に貧血などの様々な症状や副作用を経験します．
という内容を，次のように英訳しました．
英訳例1：
- Cancer patients experience many symptoms and adverse effects during treatment, including anemia.

この訳例1の「貧血など」を<u>強めて</u>英訳してください．

2：不顕性感染症とよばれるC型肝炎ウイルス感染症に米国人の1.8％が罹患している．
という内容を，「米国人の1.8％が罹患している」を<u>強めて</u>英訳してください．
次に，「米国人の1.8％が罹患している」の強調を<u>弱めて</u>英訳してください．

3：術後経過は再発もなく良好だったので，患者は手術から5日後に退院した．
を since または because を使って英訳してください．

解答例は章末 p.181～182 参照

5 » その他の強調のテクニック

1 倒置 (inversion)

例文 5-1：

大網の奥に小さな腫瘍があった．
A：A small tumor lay <u>behind the omentum</u>．
B：<u>Behind the omentum</u> lay a small tumor．

Aの例文は通常のセンテンスで，behind the omentum が文末強調を得ています．Bの例文では倒置が起き，behind the omentum が文頭に置かれま

した．倒置された behind～もある程度の強調を得ますが，文末に置かれた a small tumor はさらに強調されます．B の例文では behind the omentum よりも a small tumor が強調されていることに注意が必要です（SSP, p.57）．

　読者の注意を引きつけるために倒置はよく使われます．読むのは簡単でも英作文はむずかしいです．強調する語句を文頭に出し，主語と述語の順序を逆にします．

例文 5-2：

> 本剤の生殖能力への影響についてはまだ明らかにされていない．
> A：The effect of this drug on fertility is <u>still unknown</u>.
> B：<u>Still unknow</u> is the effect of this drug on fertility.

　この例のような倒置を使った英文をみかけることは少なくありません．A のセンテンスでは文末の still unknown が最も強く強調されています．B のセンテンスでは倒置により still unknown もさることながら，the effect of this drug on fertility がより強い強調を得ています．結果的に A よりも B が全体的に強調されたセンテンスになっています．

例文 5-3：

> われわれはこのような複雑な手術を行ったことがない．
> A：We have <u>never</u> attempted such a complex surgery.
> B：<u>Never</u> have we attempted such a complex surgery.

　どちらのセンテンスも，文末の a complex surgery は強い強調を得ています．B のセンテンスでは副詞 never が文頭に倒置され，それに影響されて主語と述語の順序が入れ替わりました．A のセンテンスよりも never が一層強調され，全体的に力強さを感じるセンテンスになりました．

2　分離（isolation）

　強調したい語句をカンマで区切って全体から分離させるテクニックです．私たち日本人はあまり得意ではありません．このテクニックの特徴は，切り離した語句のすぐ前の語句が一層強調されることです．

例文 5-4：

> 医師は最も人気のある職業の1つだ．面白いことに，看護師もその1つだ．
> Physician is one of the most popular occupations. **Another**, interestingly enough, is nurse.

この例文では interestingly enough が分離されましたが，最終的に強調されているのは Another です．

例文 5-5：

> スミス氏は教えることが昔から好きだった．したがって，大学の先生になることは自然な職業選択だった．
> Smith has always loved teaching. **University teacher**, therefore, was a logical choice for him.

この例文も therefore を分離することで，最終的にその前の University teacher が強調されています．

次の例でも，however を分離することでその前の She was greatly disappointed が強調されています．決して however が強調されているのではありません．大いに誤解されているのではないでしょうか．

例文 5-6：

> しかし彼女を待ち受けていたものは大きな失望だった．
> **She was greatly disappointed**, however, with what waited for her.

倒置，分離でセンテンスの流れに変化を加えて強調をつくる．

6 » まとめ

　本章で考察したように、英文を構成する各要素には強弱があります。基本的には主節の SVO 構造に最も強い強調が置かれます。日本語のようにフラットな構造ではありません。しかもその強調には＜ヒエラルキー＞が存在し、文中の要素によって担っている重みが異なります。また、通常のセンテンス構造の流れを変化させて様々な強調構造を自由に作ることもできます。このことを意識せずに日本語的なフラットな語感のまま英文を作ると、どこを強調しているのか英語ネイティブには理解しにくい英文に仕上がってしまいます。

　以降の章で紹介するように、英文には、語句レベルでもセンテンスレベルでも、様々な強調のテクニックがあります。英文は、そのときの文脈に最もふさわしい強調が選ばれて出来上がっていきます。

練習問題解答例

1 (p.178)：がん患者は治療中に貧血などの様々な症状や副作用を経験します。
次のような英訳も可能です。

> 英訳例 2：
> - Cancer patients experience many symptoms and adverse effects during treatment, **one of which is anemia**.
>
> 英訳例 3：
> - Of the many symptoms and adverse effects experienced by cancer patients during treatment, **the most frequently occurring is anemia**.

　英訳例 1 では「貧血など」が動詞句でしたが、英訳例 2 と 3 では同じ内容を節で伝え、強調のヒエラルキーを上げました。

2 − 1 (p.178)：不顕性感染症とよばれる C 型肝炎ウイルス感染症に米国人の 1.8％が罹患している。
「米国人の 1.8％が罹患している」を<u>強めた</u>英訳

> 英訳例 1：
> - Referred to as the silent infection, **hepatitis C virus infection affects 1.8% of the US population**.

英訳例2：
- Hepatitis C virus infection, **which affects 1.8% of the US population**, is often referred to as the silent infection.

「米国人の1.8％が罹患している」を節で伝えたのが英訳例1と2です．文末強調を得ている英訳例1のほうが強く伝わります．

「米国人の1.8％が罹患している」の強調を<u>弱めた</u>英訳

英訳例3：
- **Affecting 1.8% of the US population**, hepatitis C virus infection is often referred to as the silent infection.

「米国人の1.8％が罹患している」を形容詞句で伝えたため，英訳例1や2ほど強くは伝わりません．

3（p.178）：術後経過は再発もなく良好だったので，患者は手術から5日後に退院した．

＜術後経過は再発もなく良好だった＞は既知の情報（たとえ既知でなくても既知情報として提示して問題のない前提情報）で，＜手術から5日後に退院した＞が読者に伝えたい新規の情報と理解するのが自然です．私なら次のように訳します．

英訳例：
- **Since** the postoperative course was uneventful without recurrence, the patient was discharged from hospital 5 days after surgery.

悪い例：
- ✘ The patient was discharged from hospital 5 days after surgery **because** the postoperative course was uneventful without recurrence.

悪い例を和訳すると，「患者が手術から5日後に退院したのは，術後経過は再発もなく良好だったからです．」となり，「術後経過は再発もなく良好だったから」を新規の情報として相手に伝えるための英文になります．このように，becauseとsinceは働きが全く異なります．

第2部 ◆ 日本語➡英語

Chapter 2 センテンスの強調構造パターン
―9つの基本文型

Key Point

　前章（**Chapter 1**）ではセンテンスの各要素に焦点を当て，その意味の強調に強弱があることを考察しました．本章では，センテンスとセンテンスのかかわりあいのなかで生じる強調について考えます．英文センテンス中の情報の配列は直線的ですが，センテンスとセンテンスの関係もまた直線的です（**Introduction** の図（p.160〜161）を参照）．この一直線なセンテンス配列のなかで，英語ネイティブはどのように強調を作り出しているのでしょうか．

　私たちは学校で5文型を学習しました．5文型とは，S（主語），V（述語動詞），O（目的語），C（補語）の配置のパターンです．本章で考察する9つの基本文型とは，SVOC の配列のパターンとは異なり，**センテンスの配列で生じる強調構造のパターン**を分類したものです．英文の紡ぎかたはこのように細分化できます．センテンスの強調構造に対する英語ネイティブの意識がいかに高いかが伺われます．私たち日本人が英作文に上達するためには，ネイティブと同じ視点に立って英文を観察し，この強調構造を見抜く力を手に入れることが極めて重要です．

1 » loose sentence：散列型センテンス

　強調したい情報を文頭の主節で述べて，その後に従属節や従属句が補足的に続く構造のセンテンス．主節の後に様々な節や句が足されて，長く緩い（loose）センテンスになる特徴があります．主節でおもな内容は伝わっているので，その後はどこで切ってもおおよその文意がとおります．次の cumulative sentence とは違い，文頭の主節は重要です．科学論文でよく使われる文構造の1つです．

例文 1-1：

> <u>The patient was diagnosed with schizophrenia</u>, a chronic and severe mental disorder characterized by disorganized thinking and behaviors that often result in psychotic symptoms such as hallucinations and delusions.
> その患者は統合失調症と診断されたが，統合失調症は，思考や行動の乱れを特徴とする慢性的で重度の精神障害であり，幻覚や妄想などの精神病症状を引き起こすことが多い．

☞ 下線部が強調したい主節の情報で，その後に補足的情報が追加されています．

例文 1-2：

> <u>In the study, researchers conducted a thorough analysis of the patient's medical history</u>, considering factors such as family health history, previous treatments, and lifestyle choices, in order to establish a comprehensive understanding of the potential risk factors associated with the development of the condition.
> 本研究では，患者の病歴を徹底的に分析し，家族の病歴，過去の治療歴，ライフスタイルの選択などの要因を考慮しながら，この疾患の発症に関連する潜在的な危険因子を包括的に理解することを目的とした．

☞ 下線部が強調したい主節の情報で，その後に補足的情報が追加されています．

2 ≫ cumulative sentence：累積型センテンス

　loose sentence の1つ．loose sentence 同様に**文頭に強調したい情報が置かれ，その後に詳細情報が積み重なる**（= cumulative）ように付加されていきます．文頭の主節が全体状況の導入として機能し，徐々に展開される詳細描写が読者を引き込む効果をもちます．loose sentence との違いは，cumulative sentence は主節に続く情報が，もはや主節同等に重要な情報になっていることです．

例文 2-1：

> <u>The patient who was diagnosed with schizophrenia</u>, a chronic and severe mental disorder that affects the way people think and behave, was treated with a typical antipsychotic drug that can reduce or eliminate the psychotic symptoms, such as hallucinations, delusions, and disorganized thinking, as well as given psychosocial interventions, such as cognitive-behavioral therapy and social skills training.
> その患者は，人の思考や行動に影響を及ぼす慢性的で重度の精神障害である統合失調症と診断された．幻覚，妄想，思考の混乱などの精神症状を軽減または消失させることができる定型抗精神病薬による治療や，認知行動療法や社会技能訓練などの心理社会的介入を受けた．

☞ 下線部が強調したい主節の情報ですが，その後にも主節同様に重要な情報が積み重なるように追加されています．

例文 2-2：

> <u>The patient's medical history included a series of respiratory issues</u> such as asthma and chronic bronchitis, as well as symptoms of cardiovascular problems such as hypertension and irregular heartbeats, highlighting a serious health picture requiring a comprehensive treatment approach to improve his quality of life.
> 患者の病歴には，喘息や慢性気管支炎などの呼吸器系の問題に加え，高血圧や不整脈といった心血管系の症状も含まれており，生活の質を向上させるためには，包括的な治療アプローチを要する深刻な健康状態にあることが浮き彫りになった．

☞ 下線部が強調したい主節の情報ですが，その後にも主節同様に重要な情報が積み重なるように追加されています．

例文 2-3：

> <u>Triggered by a violent incident, the patient experienced symptoms of post-traumatic stress disorder</u> such as nightmares, flashbacks, and anxiety, which disrupted his normal bodily function.
> 患者は，暴力事件が引き金となり，悪夢，フラッシュバック，不安感などの症状が現れる心的外傷後ストレス障害を経験し，通常の身体機能に支障をきたしていた．

☞ 下線部が強調したい主節の情報ですが，その後にも主節同様に重要な情報が積み重なるように追加されています．

3 » periodic sentence：掉尾型センテンス

　主節をセンテンス後半に置くことで，文末（= period）に至って初めて文意が完結する構造のセンテンスです．**文末まで読者の興味を引きつけて，最後に重要なポイントを強調する**ことができます．英文では主節が従属節よりも先に導入されることが多いため使用頻度の低い構文ですが，だからこそ，文末に置いた結論で言いたいことを強調することができます．このように，一般的なルールをあえて破ることが逆に効果的になることがあります．

例文 3-1：

> While the patient initially exhibited mild symptoms, such as fatigue and headaches, it wasn't until the third week of observation that a significant increase in body temperature, along with a persistent cough and shortness of breath, <u>indicated a possible onset of a more severe condition</u>.
> この患者は最初，疲労や頭痛といった軽い症状を示していたが，観察開始3週目で体温の著しい上昇，持続性の咳や息切れが認められ，より重篤な疾患が発症している可能性が示唆された．

☞ 下線部が重要な情報です．最後まで読者の興味を引きつけることで，文末の情報が強調されます．

例文3-2：

> Despite remarkable medical technology advancements, doctors today are faced with several challenges, such as human resource shortages, rising health care costs, and difficult ethical decisions, but <u>still strive to provide the best possible care to their patients</u>.
>
> 医療技術の進歩はめざましいものの，今日の医師たちは，人材不足，医療費の高騰，倫理的判断のむずかしさなど，様々な課題に直面しながら，患者に最善の治療を提供しようと努力している．

☞ 下線部が重要な情報です．最後まで読者の興味を引きつけることで，文末の情報が強調されます．

英作文をしていて，［主節＋従属節］の構造か［従属節＋主節］の構造か，判断に迷うことはないでしょうか？ loose sentenceにすべきかperiodic sentenceにすべきかを考えることで1つのヒントが得られます．もちろん，他の章で解説しているように，ほかにも検討すべきことがあります．例えば，［既知情報➡新規情報］などの構造です．これらを総合的に考慮して，その文脈にふさわしい文体を選びます．

> **Column** loose sentence と periodic sentence の特徴
>
> 前述のloose sentenceとperiodic sentenceはお互いに対照的な構造をもっています．いずれも典型的な英文構造であり，ほとんどの英文がどちらかに分類されるといっても過言ではありません．以下にその特徴を解説します．

例文①：

薬剤の使用を中止したところ，患者の血圧が上昇した．
- The patient experienced an increase in blood pressure **when** he stopped using the drug.
- **When** the patient stopped using the drug, he experienced an increase in blood pressure.

　どちらのセンテンスも文法的に正しいセンテンスです．前者のように，前半で結論が明らかになり（例えば主節で始まって），そのあとで周辺情報が明らかになる構造のセンテンスが loose sentence（散列型センテンス）です．逆に，後者のように前半では周辺情報が提示され，そのあとで結論が明らかになる（例えば主節で終わる）構造のセンテンスが periodic sentence（掉尾型センテンス）です．

　loose sentence の特徴は，**前半でセンテンスの大意がわかる**ので，後半を**リラックスして読める**ことです．periodic sentence の特徴は，文構造が periodic であること，すなわち**ピリオドまで読まないと文意が成立しない**ことです．ゆえに**読者の負担が大きく**なります．しかし上手に使えば読む側を引き込む力をもち，ドラマチックな緊張感やサスペンスを加えるときに役立ちます．

　読者が英文を読むとき，『重要な情報は主節に提示される』ことを期待しています．主節と従属節からなる複合文においては，センテンスの大意が早くわかる loose sentence が多く使われがちです．

　しかしそうすると文章は単調になりがちです．*The Elements of Style*（William Strunk, E.B. White）の中では，loose sentence の使い過ぎに注意すべきであるとアドバイスされています．両者の違いを理解して使いかたのバランスを取ることが重要です．

例文②：

1977 年から 1978 年にメイヨークリニックで連続的に行われた 55 名（31〜71 歳）59 件の転子間骨切り術をレビューした．

periodic sentence を使った例：
- Fifty-nine consecutive intertrochanteric osteotomies performed at the Mayo Clinic between 1977 and 1978 in 55 patients whose ages ranged from 31 to 71 years **were reviewed**.

loose sentence を使った例：
- **We reviewed** 59 consecutive intertrochanteric osteotomies performed at the Mayo Clinic between 1977 and 1978 in 55 patients whose ages ranged from 31 to 71 years.

文法的にはどちらも正しいセンテンスです．どちらの英文構造を使うかについては，それぞれの長所短所を考慮したうえで，どのような情報の提示を行ったほうがより効果的かを判断する必要があります．

4 » balanced sentence：バランス型センテンス

一見すると loose sentence や periodic sentence に似ている balanced sentence は，**1つのセンテンスの中に，同等の長さと同等の重要度をもつ2つ（またはそれ以上）の独立節をもつ**センテンスのことです．これらの要素は同じ概念を伝えることもあれば，因果関係などの対比をなしていることもあります．通常は，そこに何らかの関連性が存在することを示唆するために，カンマやコロン，セミコロンで区切られています．ピリオドや and ではないことに注意してください．

例文 4-1：

> The study aimed to assess the long-term effects of the drug on disease progression; it also investigated potential side effects and adverse reactions in a diverse patient population.

> 本研究は本薬剤の疾患進行に対する長期効果を評価することを目的とし，また，多様な患者集団における潜在的な副作用と有害反応についても調査した．

☞ セミコロンを使用して2つの対照的なアイデアがバランスよく並置されています．ここで and を使うと，文の区切りが強調され，2つの節は関連性が弱くなり，お互いに独立しているような印象を与えます．前半の節がセミコロンで終わることで，2つの節が関連していることが強調され，文のフローが滑らかになり，読者の理解もスムーズになります．

例文 4-2：

> The surgical team thoroughly sanitized the operating room, ensuring all equipment was sterile; the patient's vital signs were continuously monitored while the anesthesia team closely observed the induction process; the lead surgeon, with years of experience, started the complex procedure with unwavering precision.
>
> 手術チームは細心の注意を払って手術室を消毒し，すべての器具が無菌状態であることを確認した．患者のバイタルサインは常にモニターされ，麻酔チームは導入プロセスを注意深く観察した．長年の経験を持つ執刀医が，揺るぎない正確さで複雑な手技を開始した．

☞ 3つの独立節がセミコロンで区切られています．各独立節はそれぞれの役割や重要性を強調しています．このような構造に載せて整理した情報を，バランスよく読者に提供することができます．

　loose sentence や periodic sentence との違いは，センテンスとセンテンスの間に，主節と従属節のような［主従の関係］がないこと，対等であるうえに，何らかの関連が感じられることです．

　また，日本語は各センテンスが短くてもパラグラフ全体として機能しますが，英語は，不用意にセンテンスを切ると，センテンスのお互いの関連性が希薄になり，わかりにくくなります．何らかの関連性が存在するときは，カンマ，コロン，セミコロンなどで上手につなぎましょう（**第 1 部 Chapter 4** pp.136〜

139 も参照ください).

5 » segregating sentence：分離型センテンス

　起きたことや行ったことを明確に確実に伝えるために，**センテンスを要点ごとに分離**して（segregating）簡潔に伝えるときの文体です．各センテンスの重要度に優劣はつけずに，強調を分散させています．科学英語では，事実や現象を説明するときに使われます．

例文 5-1：

> The drug was given by injection. The dose was 10 mg/kg. It was given every 12 hours. The treatment lasted for 7 days.
> 本薬剤 10 mg/kg を 12 時間ごとに 7 日間静脈内投与した．

☞ 論文の方法のセクションで使われる文体です．1 つ 1 つの情報に強弱をつけずに，均等に強調を置いています．

例文 5-2：

> Mary became more isolated. She stayed in her bedroom at home. She refused to do any chores or to talk to her parents. It was when she had started refusing even to eat that her parents realized something was seriously wrong with her. (**第 1 部 Chapter 2**, p.56)
> メアリーは次第に孤立するようになった．そして，家では寝室にこもりっきりであった．また，家事の手伝いをしようとも彼女の両親と口をきこうともしなかった．メアリーが食べることも拒否するようになって初めて，両親は彼女の状態が深刻であることに気づいた．

☞ 各情報に優劣をつけないことで，メアリーのそれぞれの状態が均等に浮き彫りにされています．

6 » freight-train sentence: 連結型センテンス

　連続的に起きた出来事を，その価値を判断したり論理的な構造を課したりすることなく，そのリアリティをその順番でできるだけ早く伝達するときに使います．情報がまるで貨物列車（freight-train）のように連結されているのでこうよばれます．run-on sentence ともいいます．複数の独立した節がカンマやコロン，セミコロンなどで連結され，1 つの文として結合されています．

　複数の関連情報を 1 つの文で結合することで，情報を効率的に伝えることができます．また，情報を上手につないで，情報の密度を高め，情報の関連性を強調し，文章にリズムやフローを与え，読み手の文章理解がスムーズになります．情報を次々と列挙できますが，長すぎると理解がむずかしくなるという欠点があります．

　簡潔で明瞭な文体が好まれる科学英語には基本的に不向きですが，次の例文は freight-train sentence に分類されます．

例文 6-1：

> This study was aimed at investigating the effect of a new drug on the progression of Alzheimer's disease using a randomized, double-blind, placebo-controlled design, by enrolling 200 patients with mild to moderate dementia and measuring cognitive outcomes at baseline and 12 months post-treatment.
>
> この研究は，無作為化二重盲検プラセボ対照デザインを用いて，アルツハイマー病の進行に対する新薬の効果を調べることを目的としたもので，軽度から中等度の認知症患者 200 人を登録し，ベースライン時と投与 12 か月後の認知機能の転帰を測定した．

☞ 研究の内容を，評価や解釈を加えずに時系列順に列挙しています．読者は事実をありのままに受け取り，正確に把握し，自分自身の解釈を加えることができます．

例文 6-2：

> A patient with a history of hypertension, myocardial infarction, and chronic progressive pulmonary disease was referred to our hospital and was found to have a large left-sided pleural effusion, subsequently underwent thoracentesis for drainage, but then developed fever, chest pain, and shortness of breath, prompting a chest X-ray that revealed an infiltration in the left lower lobe, a finding suggestive of pneumonia.
> 高血圧，心筋梗塞，慢性進行性肺疾患の既往歴のある患者が当院に紹介された．左側に多量の胸水があることがわかり，胸腔穿刺による排液を行ったが，発熱，胸痛，息切れを発症したため，胸部X線検査を行ったところ，左下葉に浸潤影が認められ，肺炎が疑われた．

☞ 患者の病歴，来院時の症状，検査・治療の経過，そして最終的な診断に至るまでの流れを，切れ目なく一気に描写しています．読者の関心を引きつける臨場感があります．

7 » triadic sentence: トライアドセンテンス

前述の freight-train sentence の散漫さを改善したのが triadic sentence．通常，3つのの情報で構成されています．トライアドとは三和音という意味です．**情報の展開を3段階で説明し，強調やリズムが生まれ，**文章がより鮮やかになります．"Veni, vidi, vici."（来た，見た，勝った．），"Government of the people, by the people, for the people."（人民の人民による人民のための政府．），"Tell me and I forget. Teach me and I remember. Involve me and I learn."（言われたことは忘れる．教わったことは覚える．参加したことは学ぶ．）などがそのよい例です．"3つ"には相手が受け入れやすいリズムがあります．例えば，主張をしたらその理由を3つ述べるのが好まれます．2つでは少なく，4つでは多く感じます．また，英文メールの構成も，導入，本文，結びの3部構成が基本です．とにかく"3つ"がもつリズムは心地よいのです．

例文 7-1：

> The study had three goals: to determine the risk factors for cardiovascular disease, to assess the effectiveness of preventive intervention, and to contrast the results of various treatment approaches.
> 本研究の目的は3つあった．それは，心血管疾患の危険因子を特定すること，予防的介入の有効性を評価すること，そして異なる治療法のアウトカムを比較することであった．

☞ 研究の3つの目標を並列に並べ，リズム感と強調効果が生み出され，記憶にも残りやすくなっています．

例文 7-2：

> The key findings of this study are: first, that the prevalence of childhood obesity has significantly increased over the past ten years; second, that childhood obesity is linked to a number of health issues, including diabetes, hypertension, and asthma; and third, that childhood obesity can be prevented and treated through changes in diet and physical activity.
> 本研究のおもな発見は次のとおりである．第一に，過去10年間で小児肥満の有病率が有意に増加したこと，第二に，小児肥満は糖尿病，高血圧，喘息などの様々な健康問題と関連していること，第三に，小児肥満は食事や運動などの改善によって予防と治療が可能であることだ．

☞ 研究の主要な3つの発見を並列に並べ，リズム感と強調効果が生み出され，記憶にも残りやすくなっています．

8 » parallel sentence: 並列型センテンス

　後述の＜パラレル構造＞（pp.215〜218）でも説明しますが，英文では，**情報を並置するときは，センテンスのクリアさを維持するために，その形態をそろえて並置します**．関連するアイデアや要素が類似の構造のなかで並置されること

で，読者は論理的な構造を把握しやすくなり，強調された特定の情報を理解しやすくなります（**第1部 Chapter 4「言い回しの統一」**pp.122〜124 も参照ください）．

医学英語においてパラレル構造は非常に重視されます．例えば，特定の治療法や病状の特徴を複数の方法で述べることで，その情報が読者にとってより明確になり，重要性が強調されます．以下は，パラレル構造に問題のある例文と，それを修正した例文です．

例文 8-1：

> 術中胆管造影は，医師が損傷を特定し，その範囲を最小限に抑え，治療方針を決定するために役立つ．
>
> ✖ Intraoperative cholangiography aids physicians in **identifying** injuries, **minimizing** the extent of injury, and <u>**directs**</u> the course of management.
>
> ⭕ Intraoperative cholangiography aids physicians in **identifying** injuries, **minimizing** the extent of injury, and <u>**directing**</u> the course of management.（SSP, p.97）

☞ identifying, minimizing, directing と動詞をすべて動名詞の形に統一することで，並列構造がつくられています．文章が読みやすくなり，術中胆管造影が3つの点で役立つことが明確に伝わります．

例文 8-2：

> 胃は，食物を受け取って貯蔵し，胃液と混ぜ，糜汁を十二指腸に送り出すという機能をもっている．
>
> ✖ The stomach functions **to receive** and store food, <u>**mixes**</u> it with gastric juice, and **to propel** the prepared chyme into the duodenum.
>
> ⭕ The stomach functions **to receive** and store food, <u>**mix**</u> it with gastric juice, and <u>**propel**</u> the prepared chyme into the duodenum.（SSP, p.97）

👉 receive, mix, propel と動詞をすべて原形不定詞の形に統一することで，並列構造がつくられています．文章が読みやすくなり，胃が 3 つの機能をもっているという要点が明確に伝わります．

例文 8-3：

> In order to gather information on participants' eating habits, the research project involved **recruiting** participants, **collecting** informed consent, and **conducting** surveys.
> 研究には参加者の募集，インフォームドコンセントの取得，およびアンケート調査の実施が含まれ，これにより食事習慣に関するデータが収集された．

👉 recruiting, collecting, conducting と動詞をすべて動名詞の形に統一することで，並列構造がつくられています．文章が読みやすくなり，研究プロジェクトが含む 3 つの主要なステップが明確に伝わります．

パラレルなセンテンス構造はいたるところで観察されます．次の例は，故ジョン F. ケネディ大統領の演説からの引用です．

例文 8-4：

> Let every nation know, whether it wishes us well or ill, that we shall **pay any** price, **bear any** burden, **meet any** hardship, **support any** friend, **oppose any** foe to assure the survival and success of liberty.
> (NOG, John F. Kennedy)
> われわれの幸福を願う国であれ，われわれの不幸を願う国であれ，あらゆる国に対してわれわれは，自由の存続と成功を確保するためなら，いかなる代償をも払い，いかなる重荷も負い，いかなる苦難にも立ち向かい，いかなる友人をも支持し，いかなる敵にも対抗することを知らしめようではないか．

👉 このようにパラレル構造は英文のあらゆるところで使われています．直線的に情報を配置している英文では，構造をパラレルに保たなければ文意を理解しにくくなることがあるからです．

9 » convoluted sentence: 主節分割型センテンス

　主節の中に従属節や従属語句が入り組んだ（= convoluted）センテンスのことをいいます．このような変化のあるセンテンスを作ることで，パラグラフ全体の単調さを防ぐことができます．通常，カンマやダッシュで語句を挿入します．読者を文末まで引き付ける効果があります（LRW, p.139）が，使い過ぎないように注意が必要です．複雑なセンテンスになりがちで，誤解を招く可能性もあり，英語ノンネイティブにはリスクの高い文型です．

例文 9-1：

> Although the effectiveness of the drug in treating moderate to severe hypertension has been demonstrated in numerous clinical trials, <u>more research is necessary to assess its long-term safety profile, particularly in populations with comorbidities</u>, in order to determine whether the drug is suitable as a first-line therapy.
> 中等症から重症の高血圧に対する本薬剤の有効性は複数の臨床試験で証明されているが，第一選択薬としての有効性を確認するためには，長期的な安全性プロファイル，特に合併症を有する患者における安全性プロファイルを評価するためのさらなる調査が必要である．

☞ 下線部が主節で，書き手の強調したい情報です．主節の通常の位置ではありませんが，センテンス中央部に挿入することで変化が生じ，強調されています．

例文 9-2：

> When a patient has multiple chronic illnesses, <u>healthcare providers must coordinate multidisciplinary care teams, conduct extensive clinical assessments, and implement evidence-based treatment plans</u>, while taking the patient's preferences and socioeconomic status into account.

> 患者が複数の慢性疾患を抱えている場合，医療提供者は，患者の意向や社会経済的状況を考慮しながら，集学的ケアチームを組織し，広範な臨床評価を行い，エビデンスに基づいた治療計画を実施しなければならない．

☞ 下線部が主節で，書き手の強調したい情報です．**例文 9-1** 同様に主節の通常の位置ではありませんが，センテンス中央部に挿入することで変化が生じ，強調されています．

convoluted sentence には次のようなタイプもあります．センテンス中央部に補足情報を挿入することで，文頭と文末に分割された主節が強調された例です．

例文 9-3：

> The professor, from the bottom of his heart, respected his father.
> 教授は心の奥から父親を尊敬していた．

☞ この例文の場合，強調しているのはカンマやダッシュで挿入された節や句ではなく，あくまでも文頭と文末の情報であることに注意が必要です（NOG, p.136）．決して，"from the bottom of his heart" を強調したのではありません．次の loose sentence や periodic sentence と比較すると，convoluted sentence は主節がとても強く強調されていることがよくわかります．

loose sentence の例：
- The professor respected his father, from the bottom of his heart.

periodic sentence の例：
- From the bottom of his heart, the professor respected his father.

例文 9-4：

> The novel treatment, which has been supported by comprehensive clinical trials and endorsed by renowned medical experts, will likely offer a promising breakthrough in cancer therapy.
> 包括的な臨床試験に裏づけられ，また著名な医療専門家からも支持されてい

> るこの新しい治療法は，がん治療に画期的なブレークスルーをもたらすだろう．

☞ 下線部が主節で，書き手の強調したい情報です．補足情報を挿入することで主節が分割されて変化が生じ，文頭の情報と文末の情報が強調され，文の要点が明確に伝わります．

　本章ではセンテンスを構成する要素のかかわり合いのなかで生じる強調について考察しました．強調ポイントが正しく伝わるように適切なセンテンス構造をつくって情報を伝達する意識的な努力が払われていることは，私たち英語のノンネイティブにとっては驚きです．英文構造に対する認識が変化したのではないでしょうか．英文は，意図していることを確実に伝達するための強調の置きかたで，幾通りにも分類されています．英語ネイティブはこれらのセンテンス強調構造を駆使して英文をつくっているのです．私たち日本人も，これらの強調構造を理解して，まず，英文を読むときにその強調のリズムを感じながら読む必要があります．英文の強調のリズムが感じ取れなければ，正しく読めたことにはなりませんし，英語を日本語に置き換えられても，英文を正しく理解できたことにはなりません．書き手のつくった強調構造を正しく理解することが重要です．英文を書くときも，このようなリズムをつくりながら作文する必要があります．英語の文型といえばすぐに5文型が思い浮かぶと思いますが，それはSVOCの配置パターンです．今後は，上記の9の強調文型を意識しましょう．

第2部 ◆ 日本語➡英語

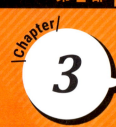

英作文 まずはこのルールから：reader expectation（読者期待）

Key Point

　さらに英作文の体幹づくりを進めたいと思います．これまでの章で，英文には強調のリズムがあること，英文を読むときは筆者がつくったそのリズムを感じ取りながら読み，書くときには強調のリズムをつくりながら書くことが重要であることがわかりました．

　本章では reader expectation，すなわち "読者期待" に焦点を当てながら，日本人的な発想から脱出して体幹のしっかりした英文を作るためのコツをまとめました．細かい文法事項も大切ですが，先に体幹のしっかりした基礎体力のある英文が書けるようになることを目指しましょう．一部分はすでに述べたことと重複しますが，別の角度から見直すことで新たな発見があると思います．

　今まで私が学んだ英文上達のコツのなかで最もインパクトが大きかったのがこの reader expectation，すなわち **読者期待** です．英文は読者の期待に沿うように書くべきであり，上手な書き手は読者期待を予測して書いているというものです．英文の書き手も普段は読み手です．読み手の期待は書き手自身がよく知っています．読者期待にかなう英文を書くことは決してむずかしくはありません．普段は読み手である自分に確認しながら英文を書けば，よい英文が自然に出来上がるのです．

　reader expectation は多くの専門家がその著書のなかで解説していますが，なかでも特に熱心に説いているのは言語学者の George D. Gopen です．Gopen はその著書 Gopen's Reader Expectation Approach（GRE, p.29）のなかで読者期待の大切さを次のように述べています．

> The English language functions on the basis of whether a reader's expectations are fulfilled and/or violated at any given moment.
> 英文の良し悪しは読者の期待に応えられたかどうかで決まる．

またRhetorical Grammar（RG）のなかで著者は，「英文を読んでいて，どことは判然と指摘できないが，どことなくリズムの悪い，何かが欠けているような，ぎこちない英文に出会うことがある．そのような場合，筆者はreader expectationにかなうことができなかったのだ」「reader expectationを理解するためには，自分の作った英文を読み手の立場で客観的に観察すればよい」と述べています（RG, p.139, p.141）．

読者期待を知り，読者期待にかなった英文を書く，これが英作文上達の王道です． 具体的にどのような読者期待が存在するのでしょうか．

1 » ルール1　主語は情報の起点．主語の導入を遅らせない

最初の読者期待は主語の導入が遅れてはならないことです．そもそも主語とは何でしょうか？　私は主語を"**情報の起点**"というイメージで捉えています．英文は，センテンス構造のなかで，文頭から文末に向かって情報が展開されていくのですが，その"起点"が主語だという理解です．そうであるなら，読者ができるだけ早く主語を理解したいと思うのも自然です．

英文の骨格を作るうえで重要なこの主語をうっかりセンテンス構造の後半に置いてしまうことがあります．しかしそれは避けなければなりません．**読者は，その英文のテーマが何であるかを理解するために，主語がいち早く導入されることを期待しているのです．** 例文で確認しましょう．

例文1-1：

> △ It is interesting to note that X is equal to Y.
> ○ Interestingly, X is equal to Y. （EWR, p.22）
> 興味深いことにXとYは等しい．

丁寧な英文を書こうとする私たち日本人は，最初の例文のような英文を書くことに抵抗を感じません．しかし英語ネイティブには主語の導入が遅れる回りくどい表現です．Gopen は主語について次のような示唆に富む説明をしています．

> "Jack loves Jill" is the story of Jack. Jack is a context from which all the rest of the information proceeds.（GRE, p.61）
> "Jack loves Jill." はジャックが主人公の物語だ．物語はジャックで始まり，ここからすべてが始まる．

さて，ここで上の例文の態を変えてみます．

> "Jill is loved by Jack" is the story of Jill. "Jill" is a context from which all the rest of the information proceeds.（GRE, p.61）
> "Jill is loved by Jack." はジルが主人公の物語だ．物語はジルで始まり，ここからすべてが始まる．

主語の選択について考えるとき，私たちは能動態か受動態かの問題を考えてしまい，いっそうむずかしくなります．しかし，主語を情報の"起点"と考えるとおのずから主語が決定し，その主語にふさわしい態も自然に決まります．主語は文法レベルで最も重要な要素です〔**第 2 部 Introduction「英文センテンス構造の可視化図」**（p.220）参照〕．センテンスの骨格です．できるだけ早く導入する必要があります．

述語の導入も遅れてはなりません．**読者は主語のあとに直ちに述語が続くことを期待しています．**

> Readers of English expect that the arrival of the grammatical subject will be followed almost immediately by the arrival of the verb.（SOS, p.31）
> 英文の読者は主語の後に直ちに動詞が続くことを期待している．
> A subject and its verb should be close to one another in a sentence because their functions depend so critically on one another.（GRE,

> p.85)
> 主語と動詞は互いに密接に機能しあっているため，文中でその位置を離してはならない．

Writing Tools：55 Essential Strategies for Every Writer（WTE）には55の英文作法のアドバイスが示されていますが，第1章の最初のアドバイスが"Begin sentences with subjects and verb."です．主語と述語を文頭に置くことの重要性が次のように示されています．

> A writer composes a sentence with subject and verb at the beginning, followed by other subordinate elements, creating what scholars call a right-branching sentence.（WTE, p.11）
> 書き手は文頭に主語と動詞を置き，そのあとにほかの従属語句／節を続けて文を構成する．この文体は"右分岐文"とよばれている．

ちなみに"**右分岐文**"（a right-branching sentence）とは，主語と述語が文頭で示されたあと，それを説明する追加情報や説明情報が続く文構造のことです．これが英文の最も基本的で最も重要な構造です．**読者は，誰が何をしたという情報［Who did what］をできるだけ早く知り，そのあとに詳細情報が続くことを期待しています**．

わかってはいても，つい次のような英文をつくってしまいがちです．

例文 1-2：

> 患者の慢性疾患の治療計画は薬物療法と生活習慣改善を組み合わせたもので，医療チームによって考案された．
> ✘ The treatment plan for the patient's chronic condition, which involved a combination of medication and lifestyle changes, was devised by the medical team.

☞ 下線部が主語と述語です．主部 the treatment plan for the patient's chronic condition が述部 was devised by the medical team からかけ離れており，読者の期待にかなっていません．

> The treatment plan <u>devised</u> by the medical team <u>was</u> a plan for the patient's chronic condition, which involved a combination of medication and lifestyle changes.

　主語と述語が近くに，しかも文頭に配置され，文意が明瞭で理解しやすくなっています．

ルール2　文末はセンテンスの着地点

　それでは，文末とは何でしょうか？　**ルール1**で，主語に"情報の起点"というイメージをもっていると述べましたが，それに対して文末は，**"情報の着地点"**というイメージで捉えています．

　この着地点を理解するために，まず，1つのセンテンスに含まれる適切な情報量について考えてみましょう．**ルール6**（p.211）のワンセンテンスワンメッセージの解説で，「英文は日本語とは異なり情報が多くても少なくても消化不良を起こします．ちょうどよい情報量とは読者が負荷を感じることなく文意を理解し納得できる情報量です」と書いています．**文末とは，まさしく読者が過不足のない適度な情報量を得て文意を正しく理解したとき**であるべきです．**センテンスがそれより長くても短くても読者の期待にかなうことはできません**．

　長すぎる英文を見てみましょう．

例文2-1：

> The pathophysiology of Parkinson's disease is complex <u>and not yet fully understood</u>, but it is believed to involve the progressive degeneration of dopaminergic neurons in the substantia nigra, leading to a dopamine deficiency in the basal ganglia and causing a disruption <u>in the motor system</u>, which in turn results in the characteristic motor symptoms of Parkinson's disease, including tremors, rigidity, <u>and bradykinesia</u>, as well as other factors such as oxidative stress, neuroinflammation, and genetic susceptibility that may also play a

role in the etiology of the disease.
パーキンソン病の病態は複雑でまだ完全には解明されていないが，黒質のドーパミン作動性ニューロンの変性が進行し，大脳基底核のドーパミン不足を招き，運動系に障害をもたらすと考えられ，その結果，パーキンソン病の特徴的な運動症状である振戦，硬直，寡動が生じることに加え，酸化ストレス，神経炎症，遺伝的感受性などの要因も病因に関与していると考えられている．

問題は，下線部の〜and not yet fully understood で読者が**過不足のない適度な情報量**を得た，すなわち**情報の着地点**を迎えたにもかかわらず，そのあとに新たな情報が加えられてセンテンスが継続していることです．他の下線部〜in the motor system，〜and bradykinesia についても同様です．

この"過不足のない適度な情報量"を得た時点を"情報の着地点"と理解して，この点で文を終えるようにしましょう．日本語原稿では少々冗長でも読めてしまうので，英作文するときは注意が必要です．

3 》 ルール3　文末焦点

文末とは何かが理解できました．**英文は，文末に向かいながらセンテンスが伝える情報の全容が次第につまびらかにされていく**のですが，この文末で情報が完結する特徴を"**文末焦点**"といいます．

この特徴は英語のジョークによくみられます．日本語のジョークは，話し手が話し始めて比較的早く笑いや拍手が起きることが多いのに対して，英語のジョークは，話し手が最後まで話し終えてから笑いや拍手が起きる傾向があります．文末焦点の特徴をうまく利用しています．

例文 3-1：

> I have a few jokes about unemployed people, but none of them work.
> 私は失業者についてのジョークをいくつか知っていますが，どれも効きません．

例文 3-2：

> The past, the present, and the future rushed into a bar. It was tense.
> 過去と，現在と，未来がバーに駆け込んでいった．緊張が走った．

　いずれも最後の言葉を聞いて初めてジョークの内容が理解されます．とにかく英文は，文末に向かいながら情報が展開されていき，文末まできて読者は**過不足のない適度な情報量**を得るのです．ただし，主語やセンテンス中央部が重要ではないという意味ではありません．

　英文は書き手が意図的に文の最後に重要な情報を置いているのではありません．英文の構造上，情報が文末に向かいながら自然に順々につまびらかにされ，文末に帰着するのです．ジョークはこれを利用しています．もう 1 つジョークを紹介します．

例文 3-3：

> A man sued an airline company after it lost his luggage. Sadly, he lost his case.
> 男性が荷物を失くしたといって航空会社を訴えた．残念ながら彼は訴訟に負けた．

次に医学英語の例から紹介します．

例文 3-4：

> Despite recent advances in medical technology, cancer remains a major public health concern worldwide, and research into new treatments and prevention strategies continues to be a matter of highest priority across the world.
> 近年の医療技術の進歩にもかかわらず，がんは依然として世界的に公衆衛生上の大きな問題であり，新しい治療法や予防法の研究は現在でも世界的に最も優先すべき事項である．

この英文は，「医療技術は進歩したけれど」という背景を情報の起点とし，いくつかの情報を経て最終的に「その研究は依然として世界的にも最優事項である」という情報に着地しています．読み手としても**過不足のない心地よい情報量**です．

例文 3-5：

> The patient's medical history, including past surgeries, medications, and allergies, was carefully reviewed by the healthcare team <u>before determining</u> the best course of treatment.
> 患者の過去の手術，投薬，アレルギーなどの病歴を医療チームが慎重に<u>確認したあとに</u>，患者にとって最適な治療方針を決定した．

この英文は，「患者の病歴」に関する情報を起点とし，いくつかの情報を経て最終的に「最適の治療方針を決定した」という情報に着地しています．これも，読み手としては過不足のない心地よい情報量です．

ちなみに，日本語の「確認した<u>あとに</u>決定」の箇所が，英語訳では「決定する<u>前に</u>確認した」と訳されて，「治療方針を決定した」という重要な情報が文末に置かれていることに注意が必要です．

文末での情報の着地はとても重要ですので，もう1つ例を示します．

例文 3-6：

> In Japan in recent years, there has been a growing need to acknowledge the importance of mental health and its impact on well-being across the country, leading to increased efforts to integrate mental health services into the workplace to help prevent workers from developing mental health issues.
> 近年，日本では，精神衛生の重要性とそれが国全体の健康に与える影響を認識しなければならないという機運が高まり，労働者が精神健康の不調に陥るのを防ぐために，職場にメンタルヘルスサービスを導入する取り組みが活発化している．

この英文は,「近年の日本のメンタルヘルス」に関する情報を起点とし, いくつかの情報を経て最終的に「労働者の精神的健康不調の防止の取り組みの活発化」という情報に着地しています. leading to という語句によって, 重要な情報が文末に向かって送られていることに注意が必要です.

　The Elements of Style（EOS）でも, 重要な情報は文末に置くべきであるとして "**Place the emphatic words of a sentence at the end.**" とアドバイスし, 次の例文を示しています.

例文 3-7：

> Four centuries ago, Chistopher Columbus, one of the Italian mariners whom the decline of their own republics had put at the service of the world and of adventure, seeking for Spain a westward passage to the Indies to offset the achievement of Portuguese discoverers, <u>lighted on America</u>.（EOS, p.32）
> 4世紀前, 自国の衰退に伴い, 世界のためそして冒険のために尽力するようになったイタリア人航海者のひとりクリストファー・コロンブスは, ポルトガル人探検家たちの功績に対抗するために, インド諸島への西回り航路をスペインのために開拓し, アメリカ大陸を発見した.

☞ periodic sentence のかたちをとり, 文末の lighted on America が強調を得ています.

　なお, 文末焦点はすべての英文に起きているわけではありません. 特に口語では, 話し手が音声を調節して強調ポイントを自在にシフトすることができる（RG, p.160）ことも忘れてはなりません.

4 » ルール4　センテンスは文頭と文末が重要

　英文は, その構造上, 文頭が大文字で始まり, ピリオドで終わります. 自然に**読者の意識はピリオドの直前と直後に引きつけられ, 一瞬そこで目の動きは止まります**（EWR, p.37）. 読者がセンテンスの最初と最後に置かれた言葉に注意を向

ける傾向があるのは，このような英文構造による必然の結果とも言えます．また，文頭と文末の重要度が増した結果，センテンス中央部の重要度はやや低くなり，読み手が情報を追うスピードは速くなります．

　Gopen は文頭と文末の重要さを次のように述べています．

> If you can control the beginnings and ends of sentences, providing readers with what they need there, then you're a good writer. (GRE, p.31)
> 文頭と文末を制し，読者が必要とする情報をそこで伝えられれば，よい書き手といえる．

　文頭と文末で読むスピードが落ちることと，文頭と文末に重要な情報が置かれることは，言語歴史学的にどちらが先に生じたものか定かではありませんが，読むスピードが落ちる箇所に重要な情報が置かれていることは，とても理に適っているといわざるを得ません．

5 » ルール5　センテンスは文頭よりも文末が重要

　英文は文頭と文末が重要であることはわかりました．それでは，文頭と文末ではどちらが重要でしょうか？　「英文は主語が重要」といわれるので文頭が重要かと思われますが，実は，文頭よりも文末が重要なのです．センテンスの骨格を作るうえでは主語と述語が最も重要なのですが，**伝えたい情報の価値としてはセンテンス後半に置かれた情報のほうが重要**です．

　英語ネイティブは文末を次のように意識しています．

> Readers value the end of a sentence the most, the beginning a lot, and the middle so little it pales by comparison. (GRE p.31)
> 読者は文末を最も重視し，次に文頭を重視し，それに比べれば中ほどにはほとんど注意を払わない．

> Since anything at a colon, semicolon, or period invites emphasis,

> that's where you should put your most important stuff.（GRE, p.80）
> コロン，セミコロン，ピリオドは強調を生む．そこにこそ最も重要な情報を置くべきだ．

　主語は情報導入の起点です．主語から出発して**文末に帰着した情報こそ，最も重要な情報**であると英語ネイティブは認識しています．これまでに述べた文頭，文中，文末の重要度の差は，決して最初にそのような読者の期待があったのではなく，英語の言語的特徴から自ずとそうなりました．自然な成り行きです．そしてそれが読者期待として定着しました．

　第 2 部 Introduction の「**英文センテンス構造の可視化図**」（p.220）の図で確認してください．主語と述語は文法レベルで最も重要な要素でした．文末は意味レベルで最も重要な要素なのです．「主語と文末はどちらが重要ですか？」という疑問が生じると思いますが，どちらもそれぞれのレベルで極めて重要なのです．

　例文を示します．

> △ A new drug for the treatment of Alzheimer's disease has been developed by our research team.

もし強調したい情報が「アルツハイマー病の新しい治療薬」であれば，その情報を文末に置いて，

> ● Our research team has developed a new drug for the treatment of Alzheimer's disease.

と語順を変えたほうが意図は伝わりやすくなります．

> △ The effectiveness of this new vaccine in preventing influenza infection is 90%.

もし強調したい情報が「インフルエンザ感染予防」であれば，その情報を文末に置いて，

- This new vaccine is 90% effective in preventing influenza infection.

と語順を変えたほうが意図は伝わりやすくなります．

 ルール6　ワンセンテンスワンメッセージの原則を正しく理解する

ルール2と**ルール3**で，"過不足のない適度な情報量"を説明しました．ワンセンテンスワンメッセージの原則に従うセンテンスとは，まさしくこの"過不足のない適度な情報量"をもつセンテンスのことといえます．

センテンスとは何か，その説明は様々ですが，good sentence を定義した次の説明がセンテンスの本質を最も的確に言い表しています．

> A good sentence is one from which readers can learn what they want to know – with the least possible trouble. (SSP, p.109)
> よいセンテンスとは，読者が最小限の負荷で知りたいことを知ることができるセンテンスをいう．

必要な情報を過不足なく読者に伝えるためには，ワンセンテンスワンメッセージの原則に従うセンテンス構造を維持することが必要です．英文は，日本語とは異なり，情報が多くても少なくても消化不良を起こします．**ちょうどよい情報量とは，読者が負荷を感じることなく文意を理解し納得できる情報量**です．当然ながら，センテンスが長くなることも短くなることもあります．よく，英文の平均語数は 25 語前後という解説をみることがありますが，good sentence を語数で定義することはできません．あくまでも"読者のスムーズな理解と納得が得られる情報量"をもっているかどうかが重要です．

例文 6-1：

> ✘ In the language as recorded in the modern English dictionary the

great majority of words are borrowed, but the words we commonly use in speaking are largely of English origin, although for the most part somewhat changed in form since their first introduction into England. (45 語) （EAR, p.131）

🟠 The majority of words recorded in the modern English dictionary have been borrowed from other languages. However, the words commonly used in speaking are largely of English origin. Most words have somewhat changed in form since their first introduction into England. (16 語, 12 語, 13 語) （EAR, p.131）

現代英語の辞書に収載されている単語の大半は他の言語からの借用だが，会話で通常使われる単語はそのほとんどが英語起源であり，またほとんどの単語が最初にイギリスにもたらされたときから形が多少変化している．

いったん着地点に到達したかのようにみえて，さらに情報がつながっていくセンテンス構造は，読者に負荷がかかります．**必要な情報を伝え終えたときがセンテンスの終わり**であり，それこそ，ワンセンテンスワンメッセージの原則にかなった英文です．

7 ルール7　情報は既知の情報から新規の情報に流れるほうがわかりやすい

既知の情報と新規の情報については **Chapter 1**「**既知の情報と新規の情報**」（p.175）で解説しました．ここでは別の角度から考えてみます．まず，文と文との関係を考えましょう．

通常，文と次の文をつなぐときは，前の文で提示・共有された情報を受け取り，それを新しい情報に加工しながら文を展開していきます．**情報のバトンリレー**のようなものです．情報はこのリレーを介して順々に後方の文に送られます．この情報伝達のなかで，結果的に新規の情報は文の後半に配置されます．

例文で確認してみましょう．

例文 7-1：

> A：I bought a book. Dr. Tanaka wrote the book.
> B：I bought a book. The book was written by Dr. Tanaka. He is a famous doctor in Japan.

　Aの第1センテンスの新規情報は book です．第2センテンスではそれを Dr. Tanaka で受け取っているところに唐突感があります．しかし B では，これを既知情報として The book で自然に受けて，Dr. Tanaka という新規情報を生み出して文末に配置しています．次の文では前文の Dr. Tanaka を既知情報として He で受け取って，famous doctor in Japan という新規情報を生み出しています．このような**スムーズな情報の受け渡しの流れが英文では重視されます**（ネイティブ発想, p.197）．

　読者の期待はどうでしょうか．

> ✎ Readers expect the beginning of a sentence to present known information and the end of a sentence to present new, important information.（SSP, p.55）
> 読者は，文頭に既知の情報が，文末には新規の重要な情報が置かれることを期待している．

　これが読者の期待です．＜既知の情報➡新規の情報＞の流れが読者にとって理解しやすい背景には，このような読者期待があるのです．

8 ルール8　情報は時系列に配置する

　当然ながら読者はセンテンスを左から右に読みます．したがって，センテンスのなかの**情報も時系列的に左から右に展開される**のが，読者にとって負担のない自然で読みやすい情報配置です．読者はこれを期待しながら英文を読んでいます．英文を書くときは，この期待に応えなければなりません．

　ルール3（p.205）の文末焦点で引用した次の例文も，情報の時系列的配置の

よい例です．日本語の「～のあとに」という概念をそのまま英訳すると，情報が時系列に流れません．before を使うことでこの問題を防いでいるといえます．

例文 8-1：

> ⭕ The patient's medical history, including past surgeries, medications, and allergies, was carefully reviewed by the healthcare team <u>before determining</u> the best course of treatment.
> △ The best course of treatment for the patient was determined by the healthcare team <u>after reviewing</u> his medical history, including past surgeries, medications, and allergies.
>
> 患者の過去の手術，投薬，アレルギーなどの病歴を医療チームが慎重に<u>確認したあとに</u>，患者にとって最適な治療方針を決定した．

よく使われる "It was not until～" の構文も，**情報を時系列に配置する**ための工夫といえます．

例文 8-2：

> ⭕ <u>It was not until</u> 2 weeks after the patient was treated at our facility that we saw a significant improvement in his condition, indicating that the rehabilitation was effective.
> ❌ The patient's condition improved significantly two weeks <u>after</u> he was treated at our facility, indicating that the rehabilitation was effective.
>
> 患者の状態が大きく改善したのは当施設で治療を受けてから2週間<u>後のこと</u>であり，これはリハビリテーションが効果的であったことを示している．

原文の「～後のこと」の箇所で，つい after を使って英作文しがちです．しかし情報が時系列に配置されず，読者の情報理解に負担を強いることになります．読者はこのような情報の配置を期待していません．

　Gopen は優れた文章のことを次のように述べています．

> Good prose is always moving forward - from capital letter to period, and from one sentence to the next. (GRE, p.20)
> よい文章は文頭から文末に向かって，またセンテンスから次のセンテンスに向かって流れる．

9 » ルール9 パラレル構造を効果的に使う

　パラレル構造については **Chapter 2**（p.194）でふれましたが，再度その重要性を強調するとともに，いくつかの例文を紹介します．英文は，センテンスのなかの要素を並置し，それぞれの要素に同じ形式，同じパターン，同じ文法構造をもたせることで，文章のリズムやバランスが美しくなり，効果的な強調が生み出されます．しかも，**センテンス構造が明確になり，文意を正しく理解しやすくなります．読み手は英文構造がパラレルであることを常に期待しています**．パラレル構造は古代ギリシャ語やラテン語においても重要な表現方法でした．それが他のヨーロッパの言語や現代英語に引き継がれました．

> Readers expect authors to follow through with the signals of parallel structure. (SSP, p.89)
> 読者は筆者がパラレル構造に沿って言葉を配置していることを期待している．

情報の並置の特徴別に例文を紹介します．

1 相関接続詞を使った例

> ○ <u>Both</u> hypertension <u>and</u> smoking can increase the risk of cardiovascular disease.
> 高血圧と喫煙が心血管疾患のリスクを増加させる．

☞ 相関接続詞にはこのほかにも，either…or…, not only…but also…, whether…or…などがあります．このような成句を使うことで読者はセンテン

ス構造を予知できます．またその期待に沿うことが読者のスムーズな情報理解を助けます．

2 単語の形態をそろえて並置した例

> ○ To reduce your risk of cardiovascular disease, you should <u>eat</u> a healthy diet, <u>exercise</u> regularly, <u>manage</u> stress, <u>get</u> enough sleep, and <u>avoid</u> smoking.
> 心血管疾患のリスクを低減するためには，健康的な食事をし，定期的に運動し，ストレスを管理し，十分な睡眠を取り，喫煙を避けなければならない．

☞ このセンテンスでは，［動詞（原形）＋目的語］の形を繰り返すことで，明快なリズムと強調が生まれます．このほかにも，［不定詞〜］や［名詞句〜］などでそろえることもあります．

3 語句の構造をそろえて並置した例 (WSP, p.61)

> △ These similarity include <u>an early sensitive **period**</u>, <u>an innate filtering **mechanism** that isolates conspecific vocalizations</u>, <u>a babbling development **phase**</u>, and <u>the **importance** of social variables in vocal learning</u>.
> このような類似性には，早期感受性時期や，同種間発声を聞き分ける生得的フィルター機構，喃語発達段階，発声学習における社会的要因の重要性などがある．

☞ 問題点は，並置された period, mechanism, phase, importance を中心とする4つの文要素（下線部）が不揃いで複雑であるため，読者の理解に負担を強いることです．次のようにシンプルにできます．

> ○ These similarities include <u>an early sensitive phase</u>, <u>a filtering phase</u>, <u>a babbling phase</u>, and <u>a social phase</u>.

4 節の形態をそろえて並置した例 (WSP, p.62)

> △ Integrons consist of three elements: <u>an attachment site where the horizontally acquired sequence is integrated</u>; <u>a gene encoding a site-specific recombinase (that is, integrase)</u>; and <u>a promoter that drives the expression of the incorporated sequence</u>.
> インテグロンは3つの要素で構成されている．水平伝播によって取得した遺伝子配列が統合される結合部位，部位特異的組換え酵素（すなわちインテグラーゼ）をエンコードする遺伝子，組み込まれた配列の発現を促進するプロモーターだ．

☞ 下線を引いた3つの要素，an attachment site〜，a gene encoding〜，a promoter that〜の構造がパラレルになっていません．関係代名詞をthatに，それに続く態を能動態にそろえたのが次の例文です．これで読者の期待に適う読みやすい文になりました．

> ○ Integrons consist of three elements: an attachment site <u>that</u> locates the integration of the horizontally acquired sequence; a gene <u>that</u> encodes a site-specific recombinase (that is, integrase); and a promoter <u>that</u> drives the expression of the incorporated sequence.

5 並置される要素を時系列や重要度の順で並べた例 (OGB, p.117)

日本語の感覚では並置される要素の順序をそれほど重視しないので，次のような英文をつくってしまいがちです．どこを修正すればよいのでしょうか？

> △ Misuse of the drug can result in fever, death, or dizziness.
> その薬は誤用すると発熱，死亡，めまいに至ることがある．
> ○ Misuse of the drug can result in fever, dizziness, or death.

☞ 英語では，情報の順序に何らかのロジカルな秩序を感じるように配置するこ

とで，センテンスがスムーズに流れます．発熱，死亡，めまいを症状の軽い順に並べ替えてみましょう．

次の例は時系列を重視した英文例です．

> △ The long-term effects of this medication are still being studied, but it has been approved for use and short-term side effects are minimal.
> この薬の長期的な影響はまだ研究中ですが，使用が承認されており，短期的な副作用は最小限です．
> ◉ This medication has been approved for use, with minimal short-term side effects, but its long-term effects are still being studied.

☞ 日本語上では語順に何の問題もありませんが，英訳するときは，情報を時系列順に並べて理論的な流れを作ることで，読者の理解がスムーズになります．

センテンス構造をパラレルにするテクニックは英文作成に大いに役立ちます．つい日本語の発想のまま情報を配列して，複雑な英文になっていないでしょうか．推敲時は，センテンス構造がパラレルになっているかどうかにも注意しましょう．

このように，情報を並置するとき，ランダムに情報を配置するよりも，意味をもたせた情報配置のほうが読者の理解を助けます．

....

"読者期待" は重要です．本章の要点をまとめると，**読者は，文章中の情報配列に期待をもっており，その期待をもとに，次にくる情報を予測しながら文章を読み進んでいます．** この期待は，英語の文法規則や語彙，文脈，そして一般的な知識に基づいて形成されます．読者の期待に沿う文章を書くことで，情報を自然な流れで伝えることができ，読者の文章理解を助けます．逆に，読者の期待を裏切るような情報配列となっている文章は，理解を妨げたり，誤解を招いたりする可能性があります．

具体的には，［主語と述語の導入は早く］，［文末焦点］，［旧知情報と新規情報］，［時系列配置］，［パラレル構造］，［シンプルな情報は先に］，［重要な情報は

動詞で伝える］など，他の章で解説していることも含めて，これらを読者は期待しています．本書は読者期待を中心にして英文構造を考察しています．英文構造を文頭から文末への情報の流れという視点で観察すると，これまでとは違う文法観が得られるのではないでしょうか．日本語のセンテンスは全体的にフラットで，情報配列がフレキシブルであるのに対し，英語のセンテンスは私たちの想像以上に強弱が拍動し，隣接し合う情報の相互のつながりが強く意識されている言語なのです．

第2部 Introduction ▶▶ Chapter 4〜7

思考を"可視化"する② 読者期待に沿う英文センテンス構造

　さらに理解を深めるために別の角度から＜センテンス構造を可視化＞したいと思います．英文のセンテンス構造については，私が信頼を寄せている文法書 Style: Lessons in Clarity and Grace（SLC）の説明が最も優れています．英文センテンスの構造を可視化して理解できると，次章の＜情報配列11のパターン＞も自然な成り行きであることがよくわかります．

　読者は英文センテンス構造に対して期待をもっています．書き手はその期待に沿うように情報を配置します．まず，文頭に既知の旧情報が置かれ，センテンス後半に新規の情報が置かれることを期待しています．センテンス全体を理解するうえで，この情報配列の順がスムーズだからです（下図の❶と❷）．また読者は，トピックを早く知るために，できるだけ早期の［主語＋動詞］の導入を期待しています（❺）．そのためには，トピックは短く簡潔でなければなりません（❸）．新情報は当然ながら長く複雑になることもありますが，すでにセンテンス

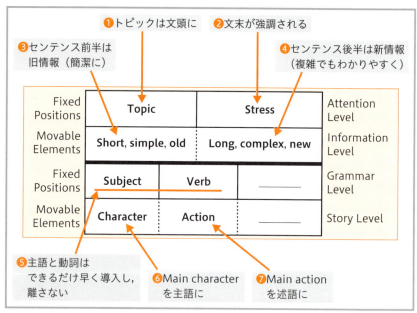

●英文センテンス構造の可視化図（SLC, p.91 に加筆）

の骨格（主語＋述語）が示されているため，複雑な構造でもそれほど理解はむずかしくありません（❹）．

これが基本のセンテンス構造です．時にはこの基本構造から逸脱することもありますが，逆にそれはインパクトをもち，メッセージを伝えるうえで効果的に機能します．英文のこのような基本的な構造を理解していなければ，効果的な英文を書くことはもちろん，正しく読むこともできません．

練習問題 1：
次の英文の太字が強調されるように修正してください．

> **1.** Most of the patients had **cardiac abnormalities** upon hospital admission.
> ほとんどの患者は入院時に心臓に異常があった．

☞「入院時に」が文末で強調されている．「心臓の異常」を文末に移動して以下のように修正する．

> Upon hospital admission, most of the patients had **cardiac abnormalities**.

> **2.** Climate change could raise sea levels to a point where **much of the world's low-lying coastal areas would disappear**, according to most atmospheric scientists.
> 多くの気象科学者によれば，気候変動によって海面が上昇し，世界の低平な沿岸地域の多くが消滅する可能性があるという．

☞「多くの気象科学者によれば」が文末で強調されている．「世界の低平な沿岸地域の多くが消滅する」を文末に移動して以下のように修正する．

> According to most atmospheric scientists, climate change could raise sea levels to a point where much of **the world's low-lying coastal areas would disappear**. (SLC, p.82)

> 3. I'd listen to the radio **waiting for my favorite songs** when I was young.
>
> 小さかった頃，私は好きな曲が流れてくるのを待ちながらよくラジオを聴いていた．

☞「小さかった頃」が文末で強調されている．「好きな曲を待ちながら」を文末に移動して以下のように修正する．

> When I was young, I'd listen to the radio **waiting for my favorite songs**.（カーペンターズの Yesterday Once More より）

ちなみに，各例文の導入句 "Upon hospital admission"，"According to most atmospheric scientists"，"When I was young" は，文頭に置かれて **sentence adverb**（文修飾副詞）と同様に機能し，全体背景に言及することで，スムーズな情報の流れのきっかけを作っています．主語よりも強調したい要素であるため文頭に置かれています（CEG, p.449）．

読者期待の専門家である Gopen はこのことを，「読者は，**文頭に置かれた要素が，センテンス後半に導入される新規の情報を理解するための文脈を与えてくれる**ことを期待している」と解説しています（SOS, p.69）．何げなく置かれていますが，文頭の sentence adverb は重要な役割を果たしています．

修正ポイントがわかったところで修正前の例文を読み直してみると，そのぎこちなさがよくわかります．留意点として，口語では発話上のストレスの置きかた次第で強調ポイントが自由に動く（RG, p.160）ので，文末が必ずしも常に強調されるわけではありません．

練習問題 2：
次の英文の主語と述語の位置を修正してください．

> 4. Our <u>ability</u> to predict the spatial spread of exotic species and their transformation of natural communities <u>is still developing</u>.
>
> 外来種の空間的な拡散と自然群落に及ぼす変化を予測するわれわれの能力はまだ発展途上だ．

☞ 主語と述語はセンテンス前半に，しかもできるだけ早く導入し，お互いの距離を離してはならないので，次のように修正する．

> <u>We</u> still <u>cannot predict</u> with certainty how an exotic species will spread or transform a natural community.（WSP, p.20）

☞ 修正後は，「われわれの予測能力はまだ発展途上」であることを言い切ってから，その内容である「外来種がどのように自然群落に拡散し変化を及ぼすか」という新規の詳細情報をセンテンス後半で展開しており，情報の理解がスムーズになった．

> **5.** Environmentally sensitive <u>solutions</u> to the problems associated with continued population growth and development <u>will require</u> an environmentally literate citizenry.
> 増え続ける人口と絶え間ない開発に伴う問題を環境に配慮しながら解決するためには，環境リテラシーの高い市民が必要だ．

☞ 主語と述語が分離され，文全体がスムーズに理解されない．

> To develop sustainable solutions to the problems of human growth and development, <u>we will need</u> environmentally literate citizens.（WSP, p.20）

☞ 主語のあとに述語を直ちに続けることで情報がスムーズに理解される．また，「環境リテラシーの高い市民」という重要な新規情報が文末で強調されている．文頭の「人口の増加と発展の問題に対する持続可能な解決策を開発するために」という導入句が全体背景に言及し，スムーズな理解を助けている．

＜**英文センテンス構造の可視化図**＞は英文構造の特徴をとてもよく表しており，この基本形を理解することは極めて重要です．様々な要因が相まって英文は構成されていくので，すべての英文が常にこの構造に従っているわけではありませんが，この構造が英文の基本であることに間違いはありません．この基本形をもとに，次章の cause ➡ effect, negative ➡ positive, old ➡ new など，多様な情報伝達構造が生まれています．

223

本書ではセンテンス単位の情報の展開に着目していますが，パラグラフ単位であっても同様の情報展開の型が観察されます．最初に既知の情報を置き，パラグラフが展開されるにしたがって新規の情報が展開されていきます．機会があればいつかご紹介したいと思います．

　もう1つ可視化しておきたい思考があります．"**known-new contract**"です．既知情報と新規情報の関係はすでに解説しましたが，この関係を英文法ではknown-new contract とよびます．文章の構造をより明確にするために，トピックポジションに導入された既知情報（known idea）を基礎として，ストレスポジションに新規情報（new idea）を提示することで，読者が情報を理解しやすくすることを目的としています．

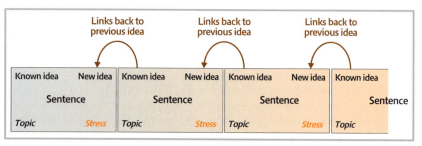

● known-new contract の可視化（Carnegie Mellon Univ.）

例文

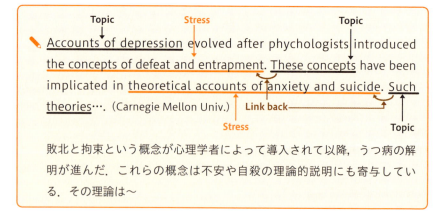

次の説明は known-new contract の本質をうまく捉えています．

> Readers expect to find different types of information in the topic and stress position. In the topic position, readers expect to understand what the sentence is about and try to connect the sentence to what they've already read. In the stress position, readers expect to see new and important ideas and information and focus most of their interpretative effort. (Carnegie Mellon Univ.)
> 読者は，トピックポジションとストレスポジションに異なる情報があることを期待している．トピックポジションでは，読者はテーマを理解することを期待し，その文を前述の情報とリンクさせようとする．ストレスポジションでは，読者は新しい重要なアイデアや情報が得られることを期待し，それを解釈しようと集中する．

　読者期待に沿うための様々なテクニックが英文を読みやすくするために存在しています．この known-new contract もそのためにあります．

　ここで可視化した読者期待とこれまでに解説した様々な英作文上のヒントやコツを重ね合わせると，英文の体幹の鍛えかたが見えてくると思います．例えば，パラレル構造とは，文中の要素を同じ型式で並べて，文章に明快さとリズムを与えることであり，まさにこの直線的な情報の流れを円滑にすることです．文末焦点とは，文頭で導入された新規の情報が右方向に徐々に展開されていき，文末で全体の情報が完結すると同時に文末の情報が大きく強調されることにほかなりません．

　さて，おおよその英語の骨格が見えてきたところで，次章は情報の配列パターンをさらに詳しく考察します．

第 2 部 ◆ 日本語 ➡ 英語

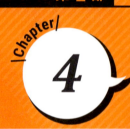

英文情報配列 11 のパターン

Key Point

　英文のセンテンスの情報の配列にはおおよその傾向があります．情報は左から右へ直線的に流れますが，複雑な情報よりもシンプルな情報を先に，新しい情報よりも古い情報を先に，結果よりも原因を先になどといった情報導入の傾向があります．これは，**直線的な思考回路をもつ英米人読者の期待に沿った情報配列**です．

　以下にその 11 種類のパターンを紹介します．これですべてではありませんが，おおよその傾向を知ることができます．このような情報配列のクセを知らなければ英文を正しく読解することも書くこともできません．**情報提示が左から右へ一直線に進む**英文センテンスにおけるこれらの傾向を，私たち日本人も学習することはとても重要です．

　強調したいことはできるだけ早く提示したほうがよいことも確かで，どちらを優先させるべきか判断に迷うこともあります．実際のライティングでは，そのときの筆者の主観的判断と英文法の力学が働き合い，その時々の状況に最もふさわしいセンテンス構造が決定されていきます．

1 » cause ➡ effect

 基本ルール

ルール 1：先に原因を提示してから結果を説明するほうがロジカルに理解しやすい．

例文 1-1：

このような感情による回避行動が 5 か月以上続くと，SAD と診断されることがある．

△ SAD (social anxiety disorder) may be diagnosed <u>when</u> these feelings cause avoidance behavior for more than five months.

◎ <u>When</u> these feelings cause avoidance behavior for more than five months, patients may be diagnosed with SAD.

☞ 私たちは，このような例文をみると，△の英訳例のように英作文しがちです．もちろんそれでもコミュニケーションに問題はありませんが，ロジカルな思考をもつ英米人には，**先に原因を提示してからその結果を述べるほうが理解はスムーズ**であり，後者の英文が好まれます．since が文頭に置かれることが多いのも同じ理由からです．ちなみに，since がセンテンスの後半に置かれるのは，基本的に原因ではなく時を表すときです．以下に，その例を示します．

例文 1-2：

SAD と診断されたため，患者は精神安定剤を投与された．

✗ The patient was administered with tranquilizer <u>since</u> SAD was diagnosed.

◎ <u>Since</u> the patient was diagnosed with SAD, tranquilizer was administered.

例文 1-3：

昨年 SAD と診断されてから，患者は精神安定剤を投与されている．

△ <u>Since</u> the patient was diagnosed as SAD last year, he has been given tranquilizer.

◎ The patient has been given tranquilizer <u>since</u> he was diagnosed as SAD last year.

2 » chronological order (past ➜ present)

 基本ルール

ルール**2**：先に過去の出来事を提示してから現在の出来事に流れるほうが理解しやすい．

例文 2-1：

> 伊豆半島をバスで一周してから鎌倉に行きます．
> △ We will be <u>visiting Kamakura after</u> riding the bus around the Izu Peninsula.
> ◎ We will be starting our tour off by riding the bus around the Izu Peninsula <u>before visiting Kamakura</u>.

☞ 情報が一直線に流れる英文では **chronological** な（＝出来事が起きた時間的順序を重視した）**フロー**が好まれます．すなわち，過去の情報と現在の情報が混在する場合，センテンスの左から右へ時制が流れるように情報が配置される傾向があります．

例文 2-2：

> 医療の道に進みたいと決心したのは20代の後半になってからでした．
> △ I decided to pursue my career as a physician after I entered my late 20's.
> ◎ <u>It was not until</u> in my late 20's <u>that</u> I decided to pursue my career as a physician.

☞ 時差のある情報を提示するとき，視点を過去から現在に流れるように向けると読者は理解しやすくなります．特に，上記の It was not until〜that〜は頻出の構文です．私たち日本人はこの構文に最初はやや違和感を覚えるのですが，英米人にとっては時の流れがとても自然なセンテンス構造です．

3 » negative ➡ positive

ルール **3**：否定的なセンテンスは肯定的なセンテンス構造に転換して提示したほうが読者に受け入れられやすい．

---

not を使った英文には日本語では感じられない語感があり，注意が必要です．
Writing Science in Plain English には，"否定文は，起きていることを，その逆を否定することで伝えるため，曖昧さが生じる．肯定文はこれを直接的に述べることができる．" というアドバイスがあります (WSP, p.48)．例えば，「拒否した」と表現したいとき，わざわざ遠回しに「受け入れなかった」と，その逆のことを否定して伝えることの複雑さや回りくどさを指摘しています．

> △ The patient did not accept the treatment.
> ○ The patient rejected the treatment.

☞ そのほかにも，prevented を使えばよいところに did not allow を使う，few を使えばよいところに not many を使う，lack を使えばよいところに do not have を使うなどが指摘されています．

否定文には回りくどさ，曖昧さがつきまとうことを知ることは重要です．この感覚は日本語にはありません．日本語では，どちらかといえば，曖昧さが丁寧さにつながります．しかし，注意点としては，何かを否定することが本意であるときは否定文が適切であることです．

一方，The Elements of Style には "Put statements in positive form." というアドバイスがあり，そのなかで not のもつ語感を "生得的な弱点" と表現し，次のような読者期待を説明しています．

> ✏ The reader is dissatisfied with being told what is not; the reader wishes to be told what is.（EOS, p.20）
> 読者は否定的な情報を与えられることに不満を感じ，肯定的な情報を知りたいと望んでいる．

このように**英文の否定文は，私たち日本人が受ける印象以上に否定的なニュアンスが強く伝わる**ことがあります．ことさら否定的側面を強調することになり，場合によっては非難しているような印象を与えかねません．英文ライティングでは，このようなリスクを避けるために否定的なセンテンスを避ける傾向があります．否定文が相手に与える印象の度合いが英語と日本語では異なることをしっかり意識しましょう．

例文 3-1：

> その肺癌患者は重篤で，通常の治療を受けることができなかった．
> △ The patient with lung cancer was so severely ill that he <u>was not able to</u> receive the regular treatment.

☞ "通常とは異なる治療を受けた" が本意であれば，次のように修正できます．

> ● The patient with lung cancer was so severely ill that he <u>required a different treatment</u> from the regular one.

アカデミックであるという理由で little，few，no を選ぶこともあります．またそうすることで否定的なトーンもやわらいでいます．

例文 3-2：

> 解析の結果，新たな成果は得られなかった．
> ✖ The analysis <u>didn't</u> yield any new results.

☞ 次のように修正することが可能です．

> ● The analysis yielded <u>no</u> new results.（AWG, p.22）

例文 3-3：

> 政府はこのプログラムにあまり資金を割り当てなかった．
> ✗ The government didn't allocate much funding for the program.

☞ didn't を little に修正します．アカデミックな文体であり，否定的な印象がやわらぎます．

> ⭕ The government allocated little funding for the program. （AWG, p.22）

4 » put shorter adjectives first

ルール **4**：複数の形容詞で名詞を修飾する場合，よりシンプルな形容詞を先に置くほうが読みやすい．

　名詞を複数の形容詞で修飾している場合，その順序に迷うことがあります．英文は，単純な要素と複雑な要素が混在している場合，シンプルなもの（＝より日常的で，基本的情報を伝える，文字数も音節数も少ない単語）ほど早く提示し，複雑なもの（＝より専門的で，重要な情報を伝える，文字数も音節数も多い単語）ほど後に送る傾向があります．したがって，複数の形容詞を扱う場合はよりシンプルな形容詞を先に置きます．

例文 4-1．

> 佐藤先生の最新の本は情報量が多く，しかも読みやすいです．
> ✗ Dr. Sato's latest book is an informative, easy read.
> ⭕ Dr. Sato's latest book is an easy, informative read.

例文 4-2：

> その製薬会社は，費用対効果の高い，革新的で新しい C 型肝炎の治療法の開発を発表した．
> ✘ The pharmaceutical company announced the development of a <u>cost-effective, innovative, new</u> treatment for hepatitis C.
> ◯ The pharmaceutical company announced the development of a <u>new, innovative, cost-effective</u> treatment for hepatitis C.

☞ このように，複数の単語が名詞を修飾している場合，**先にシンプルな単語を提示し，その後に複雑な単語を提示することが読者の理解を助けます**．このような語順は**情報が徐々につまびらかになる**ことが多く，この点においても読者期待にかなっています．また，後述の **simple idea first**（p.241）とも大いに共通点があります．

5 » avoid front-loaded sentences

基本ルール

ルール **5**：文頭に長い説明語句を置いて主語や述語の導入を遅らせない．

front-loaded sentence とは，詳細情報が文頭に置かれ，主語や述語の導入が遅れているセンテンスのことです．英文では通常，**主語は文頭の近くに置かれ，筆者の伝えたいことが文末に向かって展開**されていきます．この基本に従わない front-loaded sentence は，文意を正しく理解するまでに時間がかかり，読者に大きな負荷を強いることになります．

例文 5-1：

> 末梢血細胞および腫瘍サンプルで効果的な阻害効果が示されたにもかかわらず，抗腫瘍反応は観察されなかった．

> ✘ Despite an effective inhibition observed in peripheral blood cells and tumor samples, <u>no anti-tumor responses</u> <u>were observed</u>.

☞ 下線部が主語と述語です．主語と述語が文頭またはその近くで示されない front-loaded sentence になっています．次のように修正できます．

> ○ <u>No anti-tumor responses</u> <u>were observed</u> despite an effective inhibition observed by the peripheral blood cells and tumor samples.

例文 5-2：

> 多施設共同二重盲検無作為化実薬対照試験を行い，乳癌患者を対象としたトラスツズマブの有効性と安全性を調査した．
> ✘ In a multicenter, double-blind, randomized, active-controlled study, <u>the efficacy and safety</u> of trastuzumab in patients with breast cancer <u>was investigated</u>.
> ○ <u>We investigated</u> <u>the efficacy and safety</u> of trastuzumab in patients with breast cancer in a multicenter, double-blind, randomized, active-controlled study.

☞ 下線部が主語と述語です．修正後は主語と述語が文頭で示され，さらに能動態が使われ，文意の理解がスムーズになりました．

　日本語的な発想では文頭に説明語句を置くのはごく普通ですが，英語では，主語の導入を早めてできるだけ早くテーマを明らかにすることが読者にとって親切です．

例文 5-3：

> ビジネスパーソンとして経験豊富な田中さんは，過去 20 年間に家電製品の販売で確固たる地位を築いた．
> △ <u>An experienced businessperson</u>, Mr. Tanaka has built a solid reputation in household appliance sales over the past 20 years.

> ○ Mr. Tanaka is an experienced businessperson who has built a solid reputation in household appliance sales over the past 20 years.

例文 5-4：

> 興味深いことに，X は Y に等しい．
> △ It is interesting to note that X is equal to Y.
> ○ Interestingly, X is equal to Y.

例文 5-4 のように文頭の情報を軽くする工夫の例として次のようなものがあります．

> △ It is surprising to see how quickly she learned the skill.
> ○ Surprisingly, she learned the skill quickly.

> △ It is important to mention that A leads to B.
> ○ Importantly, A leads to B.

本当に強調したい情報をあえて主語よりも前に出して強調することもあります (CEG, p.449)．しかし基本は，front-loaded sentence を避けるべきであり，S + V の構造をできるだけ早く示すことです．

6 » emphasis at the beginning or at the end

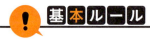

ルール **6**：最も重要な語句は文頭または文末に置く．

英文は文頭と文末の情報が強調されます．どちらかといえば，文頭よりも新情報の置かれる文末が強調されます．これは重要な文法事項であり，何度強調して

も強調しすぎることはありません．

例文 6-1：

> その新しく開発された抗がん剤は多くの患者に高く評価された．
> △ The efficacy of the newly developed anticancer drug was highly appreciated by <u>many patients</u>.

☞ 原文の日本語の構造に影響されてこのような英訳をしがちです．この英文も文法的には正しいのですが，文末に置かれた"多くの患者"が強調されています．文意から"新しく開発された抗がん剤"が重要な情報ですから，次のように修正できます．

> ○ Many patients highly appreciated the efficacy of <u>the newly developed anticancer drug</u>.

このルールは様々な文法書で解説されています．Writing Tools：55 Essential Strategies for Every Writer でも，2つ目のアドバイスが **Place strong words at the beginning and at the end.** です（WTE, p.15）．英文では重要な語句は文頭か文末に置かれ，文中に置かれることは滅多にありません．新規の情報が文末に置かれる傾向があることは前述しました．通常，新規の情報は重要であり，文末に置かれることが必然的に多くなります．重要な情報が文末に配置され，強調される現象を特に end focus（文末焦点）といいます．

私たち日本人にとって，文頭に重要語句が置かれることを理解するのは容易ですが，文末にも置かれることを理解するのは容易ではありません．しかし，この原則は英文構造の重要な基本であり，英文を作るときに常に意識しておく必要があります．

例文 6-2：

> 患者は重度の糖尿病と診断されインスリン治療が開始された．
> △ The patient was diagnosed with severe diabetes and <u>insulin treatment</u> has been started.

☞ 原文の日本語の構造に影響されてこのような英訳をしがちです．強調したい情報を最後に置いて次のように修正できます．

> ○ The patient was diagnosed with severe diabetes and has started insulin treatment.

☞ 最初の英文では 2 つの主語（the patient と insulin treatment）が存在し複雑であった点も改善されました．

7 » inverting word order

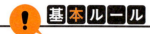

ルール **7**：倒置して強調する．

通常の情報配列の順序を破ることで，そこに読者の注目を引きつけることができます．倒置は学術論文にも使われることがあります．普段，何気なく読んでいると見過ごしがちですが，以下のような例があります．

例文 7-1：

> この病気が生活の質に及ぼす影響はまだわかっていない．
> △ The effect of this disease on quality of life is still unknown.
> ○ Still unknown is the effect of this disease on quality of life.

☞ どちらも文法的に正しい英文です．2 つ目の英文は，still unknown を文頭に倒置させたことでそこに読者の注意を引き付け，さらに，quality of life が文末に置かれることで"この病気が生活の質に及ぼす影響"がより強調されています．どちらがよいかは文脈（書き手の意図）次第です．このとき，主語 (the effect of this disease on quality of life) と述語 (is) が逆転することに注意してください．

例文 7-2：

> この患者群で特に懸念されるのは，癌と高齢化の関連性だ．
> △ The association between cancer and aging is <u>of particular concern in this population</u>.
> ◎ <u>Of particular concern in this population</u> is <u>the association between cancer and aging</u>.

☞ この 2 つ目の英文も**例文 7-1** と同じロジックに従い，of particular concern in this population が文頭に倒置されて読者の注意を引き付け，文末に置かれた the association between cancer and aging が最も強く強調されます．どちらがよいかは，同じく文脈（書き手の意図）次第です．主語（the association between cancer and aging）と述語（is）が逆転しています．

例文 7-3：

> 患者の状態は非常に良好だったので，入院 5 日目に退院となった．
> △ The patient's condition was <u>so satisfactory</u> that he was discharged on the fifth day of hospitalization.

☞ 文法的に正しい英文です．もし「非常に良好だった」を強調したいのであれば，それを文頭に置き，主語（the patient's condition）と述語（was）を逆転させ，次のように修正できます．

> ◎ <u>So satisfactory</u> was the patient's condition that he was discharged on the fifth day of hospitalization.

8 » old information ➡ new information

基本ルール

ルール **8**：既知の情報と新規の情報を同時に扱うとき，既知の情報を先に提示するほうが読者は理解しやすい．

　英語ネイティブにとっては**既知の情報➡新規の情報**という流れはとても自然であり，そのように情報が配置されていることを期待して英文を読みます．

例文 8-1：

> 英語は今や世界の共通語であり，世界で 11 億人が学んでいる．（EWR より）
> △ English, which is now studied by 1.1 billion people, is the international language of communication.
> ○ English, which is the international language of communication, is now studied by 1.1 billion people.

☞ 一見，最初の例文には問題はなさそうですが，英語ネイティブには＜is now studied by 1.1 billion people＞が既知の情報で，＜the international language of communication＞が新規の情報のような奇妙な印象を与えます．実際に伝えたいのはその逆であり，正しくは 2 つ目のセンテンスのように英作文しなければなりません．
　ただし，もし＜世界で 11 億人が学んでいる＞が読者にとって既知の事実であり，＜世界の共通語である＞が新規の情報である場合は，1 つ目のセンテンスが正しい英文です．

例文 8-2：

> あなたは漢方薬の専門家なのでお伺いしますが，リラックスするのにどの薬を勧めますか？（GFE, p.549 より）

> ✗ What medicine do you recommend I should take to relax <u>since</u> you are an expert on herbal medicine?
> ◯ <u>Since</u> you are an expert on herbal medicine, what medicine do you recommend I should take to relax?

☞ 多くの場合 since が導く情報は相手にとって既知の情報であり，その情報を起点として主節の新規の情報が導かれます．したがって，この例文では＜あなたが漢方薬の専門家である＞という情報が先に配置されるのがごく自然です．

＜既知の情報➡新規の情報＞という流れは**ルール1**と大いに重複します．原因は既知の情報，結果は新規の情報と理解することができ，情報の配列の順序を支配する極めてシンプルなルールが感じられると思います．

ちなみに，since は日本語の「〜ので」や「〜だから」に対応することが多いですが，本来の意味は，from then until now（〜のときからずっと）です（RNN, p.161）．つまり，**起点があって継続を感じる**単語です．since 節である状況（＝既知の情報）を提起して，後続する主節にその結果（＝新規の情報）を導く，そのようなセンテンス構造になっています．主節（＝既知の情報）を正当化するための because（＝新規の情報）とは役割が異なり，相互交換的に使うことはできません．再度，since と because の使いかたの違いを下の図で示します．

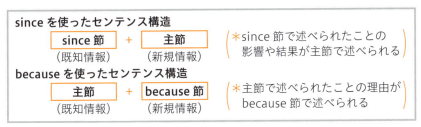

● since と because のセンテンス構造の違い

9 » use passive voice for emphasis

 基本ルール

ルール9：強調するために受動態を使う．

受動態を使ったほうが強調すべき情報を強調できて効果的なこともあります．通常，主語位置に置かれた要素は強調されます．センテンスの態を考えるときも，何を強調すべきかを考えましょう．例えば，"Jack loves Jill.〜"で始まる文章はJackについての物語であり，"Jill is loved by Jack.〜"で始まる文章はJillについての物語です．**何を強調したいかで態が決まります**（p.202 を参照）．

能動態は簡潔であり，学術論文では受動態よりも能動態を使うことが推奨されています．実際，多くの場合，能動態が使われています．しかし，方法のセクション等では，強調すべき要素を主語にして受動態を使うことが効果的な場合もあります．

1 能動態で行為者を，受動態で受動者を強調する

例文 9-1：

> われわれは患者をニボルマブで 3 か月間治療した．
> - <u>We</u> treated the patient with nivolumab for 3 months.
> - <u>The patient</u> was treated with nivolumab for 3 months.

☞ 読者は行為者（we）と受動者（patient）のどちらに興味をもっているでしょうか？　行為者の情報であれば前者の文を，受動者の情報であれば後者の文が適切です．強調すべき要素を主語にして強調します．

2 客観性をもたせるために受動態を用いる

例文 9-2：

> 塩酸と 25 g の亜鉛ペレットを混ぜた．（PP より）

△ I mixed the hydrochloric acid with 25 grams of zinc pellets.
○ The hydrochloric acid was mixed with 25 grams of zinc pellets.

☞ 論文では，実験者の主観や個人的な要素を排除し，客観的な事実を記述することが求められるため，「私は〜」や「われわれは〜」という主張はあまり行われません．ところが，最初の例文は主語の I が強く主張しています．ここでは，2つ目の例文のように，実験操作を**客観的に記述するためには受動態が適切**です．またそうすることで，誰が実験を行っても同じ結果が得られるという再現性も強調されます．

10 » simple ideas first

ルール **10**：先によりシンプルな情報を提示して複雑な情報に移行するほうが読者は理解しやすい．

　ルール 4 では " シンプルな形容詞を先に置く " ことを解説しましたが，この原則は単語レベルだけでなく，情報レベルにも適用されます．先にシンプルな情報を提示することで，読者はその情報を基盤として，その後に提示される複雑な情報をスムーズに理解できます．

　このルールは，他のルールとも関連しています．例えば，既知の情報は文の前半に置かれる傾向がありますが，先におおよその状況を把握しておくと，後半の新規の情報の理解が楽になります．また，文頭で［who did what］をできるだけ早く確立しようとするのも，行為者（主語）と行為（動詞）という情報を最初に提示し，その後に詳細な情報（目的語や修飾語句）を付け加えるという，**シンプルな情報から複雑な情報へと段階的に進む構造**を作るためです．とても理にかなった情報配列です．

例文 10-1：

> 患者は当病院で集中治療を開始後7日目に，血圧，脈拍，体温その他の主要なバイタルサインが正常値にもどり，全身状態が大きく改善した．
> △ The patient's blood pressure, pulse, temperature, and other major vital signs all returned to normal 7 days after the start of intensive treatment at our hospital, indicating that the patient's general condition improved remarkably.

△の例文は，まさに日本人的思考の数珠つなぎで情報が展開されています．The patient's blood pressure〜vital signs all までの大きくて説明的な主語自体が，述語の導入を遅らせています．バイタルサインの詳細よりも，シンプルな情報を最初に置きます．

> ◯ The patient's condition improved remarkably with his blood pressure, pulse, temperature, and all other major vital signs returning to normal 7 days after the start of the intensive treatment at our hospital.

☞ 修正前はセンテンス前半の情報が複雑でした．修正後は，センテンス前半にシンプルな情報を置き，後半に具体的で複雑な説明を置くことで，読者の負荷が大きく軽減されます．

例文 10-2：

> われわれは，患者に8週間にわたって毎朝のマインドフルネス瞑想と就寝前のヨガを毎日行い，果物や野菜を多く含むバランスの取れた食事を毎日摂ってもらったところ，抑うつ症状は有意に減少したことを発見した．
> △ We found that after 8 weeks of daily mindfulness meditation every morning and yoga before bedtime, as well as a daily balanced diet rich in fruits and vegetables, patients showed a significant decrease in depressive symptoms.
> ◯ We found that symptoms of depression significantly decreased when patients practiced mindfulness meditation in the morning,

practiced yoga before bedtime, and ate a balanced diet rich in fruits and vegetables daily over 8 weeks.

☞ どちらの英文も正しいのですが，先にシンプルな情報が提示されることを望む読者の期待に沿った情報配列を心がけましょう．

　日本語の文とは異なり，**英文センテンスは情報が左から右へ 1 つずつつまびらかにされていき，センテンスの最後でやっと全体の様子が理解できる**構造になっています．上手な英文を書くコツをつかむためには，この情報配列の呼吸のようなものを感じ取りながら英文を読み，そしてその呼吸を大切にして書くことが重要です．

express core message in S and V

 基本ルール

ルール **11**：トピックを主語で，アクションは動詞で表現する．

　このポイントは極めて基本的なことにもかかわらず，私たち日本人には日本語の発想が邪魔をしてとてもむずかしく感じられます．多くの解説書で紹介されています．

例文 11-1：

> 動静脈シャントがある小児は，シャントを切開し，ヘパリンを注入し，シャントの動脈側と静脈側をクランプした．
> △ The children with arteriovenous shunts had the shunts opened, heparin injected, and the arterial and venous sides of the shunt clamped.

☞ この例文の主語は children，述語は had です．しかし，この構造のなかでは

伝えたいことを直接的に表現できていません．日本語の助詞に惑わされず，主語を正しく理解する必要があります．「シャントが切開された」「ヘパリンが注入された」「シャントの動脈側と静脈側がクランプされた」ことが重要です．これらがコアメッセージです．

> ● In children who had arteriovenous shunts, the <u>shunts were opened</u>, <u>heparin was injected</u>, and the arterial and venous <u>sides of the shunt were clamped</u>.（EWB, p.22）

例文 11-2：

> 心拍が上昇した．
> △ An <u>increase</u> in heart rate occurred.

☞ この訳文の問題は，主語が increase になっていることです．日本語では「心拍の上昇が起きた」という発想は自然ですが，そのまま英文にすると強調しなければならない肝心の heart rate が疎かになります．次のように修正するとよいでしょう．

> ● <u>Heart rate</u> increased.（EWB, p.23）

☞ 主語を increase から heart rate に修正しました．日本語的な発想をそのまま英語に置き換えることの危険を示すよい例です．

例文 11-3：

> 新薬の服用で心拍数が低下した．
> △ The new drug caused a <u>decrease</u> <u>in heart rate</u>.

☞ この例文の問題は，アクションが目的語として表現され（a decrease），本来の目的語が前置詞句として扱われている（in heart rate）ことです．アクションを動詞で表現するために次のように修正するとよいでしょう．

> ● The new drug <u>decreased</u> heart rate.（EWB, p.24）

代表的な 11 の情報配列のパターンを紹介しましたが，決して多くのパターンが存在しているわけではありません．これらの英文特有の情報配列の"クセ"の背景には，＜読者フレンドリーな（＝読者期待に沿った）情報配列＞という原則があるだけです．読者の期待に沿うことで，読者は間違いなく筆者が強調したい情報を理解できるのです．筆者が強調したいことを捉え，最も好ましいセンテンス構造を選択することで，パラグラフ内のセンテンス同士における力学のバランスを示すことができます．最も好ましいセンテンス構造がそのときの筆者の主観的判断と英文法の力学のバランスによって決定されます．

第2部 ◆ 日本語➡英語

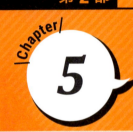

Chapter 5 使いかたが紛らわしい語句・表現

Key Point

　私たち日本人にとってどうしても微妙なニュアンスを理解することがむずかしい単語や表現が存在します．英語のネイティブはこれらの微妙なニュアンスをどのように感じ取って使っているのでしょうか．本章では，日本人にとって使いかたがむずかしい，複数の表現方法があって使い分けが紛らわしい，そのような語句を厳選して解説します．いずれも医学英語で頻繁に使用されているものばかりです．これらの語句の使いかたを学べば，ネイティブの語感にグッと近づくことが可能になります．

1 》 due to〜:〜が原因で，〜ので
because of とどう違うのか？

　due to の使いかたがむずかしいのは，訳語に「〜が原因で」という副詞句的な意味を与えてしまっていることにあります．文法的には **due は形容詞**です．したがって due to は，その直前に置かれた名詞を修飾する，「〜に対して当然な」という意味の**形容詞句として機能**します．because of のように，動詞や形容詞などを修飾する副詞としては機能していません．にもかかわらず私たちは，「〜が原因で」という副詞的な日本語訳に惑わされて due to が動詞や形容詞を修飾できると誤解し，誤った構造の英文を作ってしまいがちです．

例文 1-1：

> これらの結果から，心臓のポンプ機能が原因で薬物療法を受けられない患者を対象としたさらなる研究の必要性が示された．

> ✖ These results warrant further studies in patients who are refractive to the pharmacotherapy **due to** pumps. (MWP, p.216)
> ⭕ These results warrant further studies in patients who are refractive to the pharmacotherapy **because of** pumps.

　最初の例文のどこが間違っているのでしょうか？ 原文をみると,「原因で」は「受けられない」を修飾しています.しかし,訳文では due to が pharmacotherapy という名詞を修飾する構造になっています.修飾しなければならないのは refractive という形容詞であり,これを形容詞句の due to で修飾することはできません.副詞句の because of や owing to を使うべきです.

例文 1-2:

> 標本数が小さかったので統計学的有意差は得られなかった.
> ✖ The difference was not statistically significant **due to** small numbers.
> ⭕ The difference was not statistically significant **because of** small numbers.

☞ significant は形容詞なので due to では修飾できません.この例文でも, because of に修正するのがよいでしょう.

例文 1-3:

> 偶発的な動脈損傷が原因の新生児の上肢虚血は,致命的な合併症を引き起こす可能性がある.
> ✖ Neonatal upper limb ischemia **because of** accidental arterial damage can leads to devastating complications.
> ⭕ Neonatal upper limb ischemia **due to** accidental arterial damage can leads to devastating complications. (MWP, p.216)

☞ 例文から,「が原因の」が「上肢虚血」を修飾しなければなりません.最初の例文の誤りは, ischemia という名詞を副詞句の because of で修飾する構造になっていることです.形容詞句の due to に修正する必要があります. due

は形容詞であることを強く意識しなければなりません．

> **練習問題**
>
> 1：次の例文を due to か because of を使って訳しなさい．
>   日本では今月，COVID-19 が原因で入院した人の数が 40％増加した．
>
> 2：次の例文を due to か because of を使って訳しなさい．
>   75 歳の男性が居眠り運転による交通事故で死亡した．
>
> 解答例は章末（p.279）参照

巷には due to を副詞的に使っている英文が散見されます．それは厳密には誤用です．due to は形容詞句として機能し，直前の名詞を修飾します．しかし，著者が英文を観察する限りでは，この誤用は許容されつつある印象を受けています．

2 » compared with～，compared to～ "～と比較して"

比較表現は医学英語には必須です．特に，compared with や compared to の使いかたは，私たち日本人にとって悩ましい問題です．この節では，compared with と compared to に関する 4 つの問題点について考察します．

1　compared with か，compared to か

まず，compared with を使うべきか compared to を使うべきか判然としないのではないでしょうか．しかしおおよその基準があります．American Medical Writers Association から出版されている Basic Grammar and Usage のなかでは，"…*compared to* is used only when something judged against a standard…" "…*compared with* is used when the similarities or differences between two things are compared in detailed…" と解説されています（BGU, p.95）．すなわち，**新しく観察されたある事実とすでに standard として確立されている事実との比較を述べるときは compared to を，新しく観察された 2 つの事実の類似点や相違点を詳細に見比べるように考察するときは compared with を使います**．この説明が私たち日本人には最も理解しやすいです．このとき，with の「～と並んで」，to の「～に相対する」というコアイメー

ジを感じられれば，両者の違いが一層クリアに理解できると思います．

例文 2-1：

> ほかの研究者と比べて，スミス博士の業績ははるかに重要だ．（BGU, p.103）
> ✘ **Compared with** other researchers', Dr. Smith's achievements are much more important.
> ⭕ **Compared to** other researchers', Dr. Smith's achievements are much more important.

☞ 例文から，ほかの一般的な研究者の業績を standard としてスミス博士の業績と比較していると考えられます．したがって，compared to が適切です．もし，ほかの研究者の業績とスミス博士の業績の両者を詳しく調査して比較したのであれば，compared with が適切です．

例文 2-2：

> ビタミン B_{12} に含まれるコバルトの働きは，ヘモグロビンに含まれる鉄の働きに例えられる．（MWP, p.207）
> ✘ The function of the cobalt in B_{12} can be **compared with** that of the iron in hemoglobin.
> ⭕ The function of the cobalt in B_{12} can be **compared to** that of the iron in hemoglobin.

☞ ヘモグロビンに含まれる鉄の働きはすでに standard として確立されており，それとの比較を行ったのであり，compared to が適切です．

例文 2-3：

> 父親は息子をジョン・F・ケネディ元大統領に例えた．
> ✘ The father **compared** his son **with** former President John F. Kennedy.
> ⭕ The father **compared** his son **to** former President John F. Kennedy.

☞ ケネディ元大統領にはすでに standard な評価があり，それに息子を例えたわ

けですから compared to が適切です．そもそも，ケネディは故人ですから対照させて比較を試みる compared with は不自然です．

例文 2-4：

> 女子は男子に比べて室内で遊ぶことが 2 倍多い．
> ✘ **Compared to** boys, girls are 2 times more likely to play indoors.
> ◯ **Compared with** boys, girls are 2 times more likely to play indoors.

☞ 例文から男子と女子の両者のデータを比較したうえでの考察と考えられるので，compared with が適切です．

2 compared〜を名詞の直後に置かない

次に，名詞の直後に配置されたときの問題点について考えます．due to が形容詞句であり，名詞の直後に置かれるとその名詞を修飾することは前節で解説しました．compare の過去分詞 compared も機能的には形容詞であり，compared with（to）は名詞の直後に置かれると**形容詞句として機能**し，その名詞を修飾します．

例文 2-5：

> 平均して，小柄な女性に比べて，大柄な母親は重い赤ちゃんを産む傾向がある．（BGU, p.100）
> ✘ On average, larger mothers give birth to heavier babies **compared with** smaller women.
> ◯ On average, **compared to** smaller women, larger mothers give birth to heavier babies.

☞ 最初の訳文は私たち日本人にとっては自然な英語に見えます．ところがこの英文はもとの日本語文の意を正しく翻訳していません．この訳文は英語ネイティブには，「平均して，大柄な母親は"小柄な女性よりも重い赤ちゃん"を産む」という奇妙な英文として理解されます．compared が babies を修飾しているからです．

　2 つ目の訳文では，形容詞句（副詞句ではありません）として独立させて

主節の前に置かれています．これで曖昧さを防げます．ここで，「小柄な女性に比べると」は日本語の語感では副詞句ですが，compared with smaller women は形容詞句であることを理解することはとても重要です．形容詞句として機能するからこそ larger mothers という主語を修飾でき，結果的にもとの日本語の意図どおりに larger mothers と smaller women との比較が可能になっているのです．

次のようにカンマで流れを切って，形容詞句が直前の名詞を修飾しないように工夫することも可能です．

> ○ Larger mothers give birth to heavier babies on average, **compared to** smaller women.

3 absolute statement は比較できない

3つ目の問題点は，そもそも比較不可能なものを比較してしまうことです．次のような例文に問題を発見できるでしょうか？　日本語で読む限り何の問題もありませんが，そのまま英訳すると問題が生じます．日本語原稿に散見される問題点です．

例文 2-6：

> 2年生存率は，他の試験は40％であったのに比べ，本試験では75％であった．（BGU, p.103）
> ✗ The 2-year survival rate in our trial was 75%, compared to other trials that have found a survival rate of 40%.
> ○ The 2-year survival rate in our trial was 75%; the survival rate in other trials has been 40%.
> ○ The 2-year survival rate in our trial was 75%, whereas other trials have found a survival rate of 40%.

☞ この例文の問題点は，「他の試験の2年生存率が何％であろうとも，本試験の2年生存率は75％である」ことです．つまり，本試験の2年生存率は他の試験と比較してもしなくても常に75％です．すなわち，比較することに

意味がないのです（一見比較しているようにみえますが，厳密にいうと比較は行われていません）．このように，**何と比較しても評価が変わらない事実を absolute statement といいます**．absolute statement は比較構文にせずに，2つ目と3つ目の訳文のような工夫が必要です．

例文 2-7：

> 本研究は，術前の血圧のみを測定した原研究と比較して，術前と術後の血圧を測定するように設計されている．（BGU, p.104）
> ✘ This study was designed to measure preoperative and postoperative blood pressure levels, <u>compared to the original study</u>, which measured only preoperative levels.
> ○ This study was designed to measure preoperative and postoperative blood pressure levels, <u>whereas the original study</u> measured only preoperative levels.

☞ この例文の問題点は，「本研究は術前と術後の血圧を測定するように設計されている」ことが absolute statement であることです．つまり，何と比較しようとも「本研究は術前と術後の血圧を測定するように設計されている」ことに変わりはありません．すなわち，**比較する対象によってこの評価が変化することはありません**．英語ではその不自然さが感じられます．日本語の例文ではこのような問題は見過ごされがちであり，注意が必要です．

4　compared〜は主節の主語を修飾する

最後に，非常に頻繁に見受けられる問題点があります．あまりにも頻繁に生じており，問題を感じない英語ネイティブもいるくらいです．それは，主節の前に置かれた compared with〜や compared to〜は独立した形容詞句として主節の主語を修飾するのですが，このとき主節の主語の選択を誤ると奇妙なニュアンスが生じることです．

例文 2-8：

> 小児期の PTSD を経験していない成人と比較して，小児期の PTSD を経験

した人は自殺を試みる可能性が5倍も高かった.
- ✘ Compared with adults who had experienced no childhood PTSD, suicide attempts were 5 times more likely among those who experienced childhood PTSD.
- ⭕ Compared with adults who have no experience of childhood PTSD, those who experienced childhood PTSD were 5 times more likely to attempt suicide.

☞ 最初の訳文の問題点は，compared with〜が suicide attempts を修飾する文構造になっていて，"経験していない成人"と"自殺"が比較されています．2つ目の訳文ではもとの日本語の意図どおりに，"経験した成人"と"経験していない成人"が比較されています．

以下に4つの要点をまとめます．
① compared with と compared to は，比較対象とどう向き合うかで使い分ける．
② compared は，名詞の直後に置かれた場合その名詞を修飾するので，比較構文のなかでは名詞の直後に置かない．
③ absolute statement は比較構文にせず，センテンスを分けるなどの工夫をする．
④ 主節の前に置かれた compared with〜や compared to〜は主節の主語を修飾するので，主節の主語の選択に注意する．

以上，compared〜について考えましたが，すべての論文がこれらの点を正しく理解して執筆されているとは限りません．論文を読むときは読者の側の注意も必要です．

練習問題

3：次の例文を compared with か compared to を使って英訳しなさい．
ロボット手術は開腹手術と比較して合併症が少なかった．

4：次の例文を compared with か compared to を使って英訳しなさい．
亜鉛を投与された患者の風邪症状の期間は，プラセボを投与された患者と比較して短かった．

5：次の例文を以下のように訳した．英文の間違いを修正しなさい．
高齢の喫煙者は，高齢の非喫煙者と比較して精神機能の低下が早い．

> ✘ Compared to their nonsmoking peers, the cognitive decline is more rapid for elderly smokers.
>
> 6：次の例文を以下のように訳した．英文の間違いを修正しなさい．
>   25人を対象に実施されたイギリスの予備研究と比較して，われわれの試験では100人の患者が参加した．
> ✘ Our trial involved 100 patients, compared to the pilot study in England that involved only 25.

解答例は章末（pp.279〜280）参照

3　by で手段を表せるか？　〜を使って

　私たちは学校で，I went there by taxi. などのように，by を使って手段を表すことができることを学びました．今でもこの学びは私たちの頭のなかに非常に強固に存在しています．しかし，手段を表す文脈で by が使える状況は限られています．

　まず，受動態の文中では by を使って手段を表すことはできません．**受動態の直後の by は文法構造上，その行為者を表す**からです．

例文 3-1：

> 研究データは χ 二乗検定を使って分析した．
> ✘ The study data were analyzed <u>by</u> the χ-square test.

☞ このセンテンスの誤りは，分析の行為者が文構造上，χ-square test になっていることです．次のように書き換える必要があります．

> ○ The study data were analyzed <u>using/with</u> the χ-square test.

☞ これで誤解が生じません．次のようにも書き換えることができます．

> ○ We analyzed the study data <u>using/with</u> the χ-square test.

☞ しかし，この using には注意点があります．それは，using が形容詞として機能して，直前の名詞 data を修飾する構造になっていることです．文法的に

は成立しません．しかし，現実的には，**文意が明解で誤解の生じる余地がなければ許容されています．**

次の例文は by を使って原文の"使って"を訳して問題のない例です．

例文 3-2：

> 計算はこの方法を使って大いに簡素化された．
> ○ The calculation was made much simpler <u>by</u> this method.

☞ この英文に誤りはありません．この英文では by を使って原文の「使って」を訳せるのは，this method が計算を簡素化した行為者だからです．原文は「使って」ですが，その真意は"〜によって"です．by のこのような"行為者を示す"使いかたに問題はありません．

このように，受動態の文中では，by が行為者を導いていることに注意が必要です．しかし，次の例のようにたとえ能動態の文中であっても，**by がもつ意味は広範囲にわたり曖昧**なので，文意を明解にするために using, by using, employing, applying, making use of など，より的確な表現に言い換えたほうがよい（ECS, p.147）とされています．

例文 3-3：

> われわれは特殊な技術を用いて腫瘍径を測定した．
> ✘ We measured the tumor size <u>by</u> a specialized technique.

☞ 辞書を引くと，by の意味は私たち日本人が獲得している［〜によって］以外にも様々な意味があることがわかります．by を不用意に使うと曖昧になります．次の例文のように文頭に by を置いても同様です．

> ✘ <u>By</u> a specialized technique, we measured the tumor size.

☞ 文意が正確に伝わるように，次のように表現しましょう．

> ○ We measured the tumor size <u>using/with/employing</u> a specialized

technique.

結局，科学英語では，by で"〜を使って"を表現することはできないのです．

4 » using, with で手段を表す　〜を使って

科学英語では by で"〜を使って"を表現することはできないことは理解できました．しかし，日本語の発想をそのまま英訳して using と訳しても，文意が通りにくくなったり，誤解を生む英文になったりすることがあります．本節では using で手段を表現することの問題点を考察します．

例文 4-1：

> 標本は全ゲノムシーケンス解析を用いて分析した．
> △ Samples were analyzed <u>using</u> whole genome sequencing.
> ◉ Samples were analyzed <u>with</u> whole genome sequencing.
> ✘ Samples were analyzed <u>by</u> whole genome sequencing.

なぜ最初の訳文は誤っているのでしょうか？　単語は隣接しあうもの同士が強く影響を及ぼしあっています〔**第 2 部 Introduction ▶ Chapter 1〜3** の「英文の単語と単語の直線的つながり」の図（p.160）参照〕．**using は形容詞**であるため直前の analyzed を修飾する関係にあるのですが，analyzed が名詞でないためにこれを修飾できず，analyzed と using の間で文意が通りにくくなっているからです．しかし誤解の生じようのない文脈では許容されています．

　with であれば問題はありません．

　by が誤りである理由は前節で解説しました．受動態の文中では **by が行為者を導く**役割を果たすからです．上の例文では genome sequencing は analyze の行為者ではありません．by で交通手段を表すことは可能ですが，手段として使った道具を表現することはできないのです．

　using が名詞の直後に置かれても，次の例文のように注意を要するものもあります．

例文 4-2：

> 斉藤医師は降圧薬を使って治療を行った．
> - ✖ Dr. Saito treated the patients <u>using</u> hypotensive drugs.
> - ⭕ Dr. Saito <u>used</u> hypotensive drugs to treat the patients.（①）

☞ 最初の訳文は，**using が直前の patients を修飾**する関係にあり，「斉藤医師は，降圧薬を使っている患者を治療した」という意味に誤解される可能性があります．そうならないための工夫が必要です．次の例はもう1つの工夫です．

> - ⭕ Dr. Saito treated the patients <u>by using</u> hypotensive drugs.（②）

☞ この例の using は動名詞で，前置詞 by の目的語となっています．**by using は副詞句として機能**します．副詞句だからこそ直前の名詞 patients との修飾関係が生まれず，その前の動詞 treated を修飾できるのです．副詞句として機能していることを知ることはとても重要です．

さて，訳文①と②はどのように使い分ければよいのでしょうか？　通常，英文は文末が強調されます．したがって，もし「患者」を強調したいのであれば①の英訳が，「降圧薬」を強調したいのであれば②の英訳が適切です．

練習問題

7：次の例文を以下のように訳した．using の使いかたの改善方法を3通り示しなさい．
　新規に診断されたすべての患者は，マルチプレックス RT-PCR アッセイを使ってスクリーニングすることが賢明である．
- ✖ It is prudent to screen all patients with newly diagnosed disease using multiplex RT-PCR assays.（BGU, p94）

8：次の例文を以下のように訳した．using の使いかたの改善方法を3通り示しなさい．
　データは SPSS ソフトウェアで解析している．
- ✖ The data were analyzed using SPSS software.

解答例は章末（p.280）参照

5 » based on〜は副詞句ではない　〜に基づいて

　［〜に基づいて］も頻出する表現ですが，文法的に誤って使っていることが少なくありません．based on も，前述の due to や compared to，using などと共通する落とし穴があります．それは，**based on も形容詞句として機能**しているということです．日本語訳として与えられている［〜に基づいて］という副詞句的なニュアンスに影響されて，副詞句として使っているところに誤用の原因があります．形容詞句であることを理解することはとても重要です．

例文 5-1：

> 研究結果に基づいて，長期的なストレスマネジメントを確立することを提言する．
> ✘ <u>Based on</u> the results of this study, <u>we</u> recommend establishing a long-term stress management.
> ○ <u>Based on</u> the results of this study, <u>our recommendation</u> is to establish a long-term stress management.

☞ センテンスの構造上，形容詞句である based on は主節の主語を修飾します．例文の意図を正しく反映させるためには主節の主語は our recommendation でなければなりません．では，次のように主節を先に導入してはどうでしょうか．

> ✘ We recommend establishing a long-term stress management <u>based on</u> this results of the study.

☞ この例文は私たち日本人が陥りがちな英文です．based on が直前の stress management を修飾してしまい，もとの日本語文の意図が正しく反映されていません．

　主節を we で始めたいときの解決策は，次の例文のように形容詞句を副詞句に転換して動詞を修飾させることです．

> ○ <u>On the basis of</u> the results of this study, <u>we</u> recommend establishing a long-term stress management.

☞ On the basis of the results of this study が副詞句として動詞 recommend を修飾しており，文法的にも問題はなく，誤解は生じません．

　Basic Grammar and Usage は，最初の訳例のように **based on を副詞的に理解して使うことが許容されつつある**ものの，医学英語を書くうえでは文法的に正しい英語を書くべきだとしています（BGU, p.93）．重要なことは，**based on～は形容詞句**であることを理解し，誤解を招きそうな英文をつくらないことです．

練習問題

9：次の例文を以下のように訳した．英文の間違いを修正しなさい．
　ノイラミニダーゼ変異体は，その生化学的性質に基づいて3つのグループに分類される．
✖ Based on their biochemical properties, the neuraminidase variants can be divided into 3 groups.（BGU, p.182）
ヒント：「その生化学的性質に基づいて」は副詞として「分類される」を修飾すべきところだが，Based on their biochemical properties は形容詞句として the neuraminidase variants を修飾している．またその修飾は意味をなさない．（注：ただし，この構文は許容されつつある）

10：次の例文を以下のように訳した．英文の間違いを修正しなさい．
　この課程は医学生を大学での成績の平均値に基づいて受け入れている．
✖ The program accepts medical students based on their undergraduate grade point average.（BGU, p.183）
ヒント：based on が medical students を修飾し，文意が通らない．

解答例は章末（p.280）参照

　以上，私たち日本人が陥りがちな <due to～>，<compared with～>，<using～>，<based on～> の誤った使いかたと正しい使いかたを解説しました．これらは**文法的には形容詞句**なのですが，日本語訳として与えられている副詞句的なニュアンスに影響されて，**副詞句と誤解して使っているところに問題がある**のです．

6 » statistically significant　"有意な"の誤用

　<significant> くらいあからさまに誤用されている言葉はないと思います．英訳前の日本語原稿のなかには［有意な］という表現が非常に多くみられます．例えば，［有意に高い］［有意に改善する］［有意に優れている］などです．しかしこれらは，［大いに］という意味で使っているのであれば誤用です．

　significant の誤用は［有意差］の理解不足に原因がありそうです．統計学では，帰無仮説に従う母集団と対立仮説に従う母集団のそれぞれの平均値の間に差が生じているとき，その差を "statistically significant difference" と表現します．その日本語訳として［統計学的に有意な差］という訳語が与えられているのです．significant を important や substantial の意味で使うのは誤りです（MWP, p.147）．

　統計分析は様々な分野で使われますが，あるマーケティングの書籍にも，「"statistically significant" に "重要" や "意味をもつ" という意味はない」とはっきりと解説されています（Marketing, p.191）．

　さらに，よほど文意が明確でない限り，<significant> を単独で使うことはなく，常に <statistically significant difference>（＝統計学的に有意な差）という具合に，<statistically> とともに用いて文意を明確にするのが普通です．

例文 6-1：

> ○ There was a <u>statistically significant</u> difference between the 2 groups.
> △ The patient's condition improved <u>significantly</u> after treatment.

☞ 最初の例文は有意差について述べていますが，統計学的検討を加えて有意差が証明されたことが明快な文脈です．2 つ目の例文は，統計学的検討を加えて有意差が証明されたのかどうか判然としません．次のように修正できます．

> ○ The level of improvement of the patient's condition after treatment was <u>statistically significant</u>.

☞ この訳例は，治療前後の患者の状態を比較し，その改善の度合いが統計的な

検定によって有意差があると判断されたことを示しています．もし，統計的な検定が行われていないのであれば，最初の訳例の significantly を「大幅に」や「著しく」などの統計的な裏づけを必要としない表現，たとえば markedly などに置き換えるとよいでしょう．

7 » initiate, commence, start, begin　開始する

「開始する」と「始める」は英語論文には必須の表現です．英語では，begin, start, commence, initiate などの単語があり迷います．もし迷ったら普段使い慣れている単語を使うのが無難です．この経験則に従って，initiate や commence よりも begin や start を使うのがよいとされています．

実際，**initiate には宗教的な匂い**があり，使い過ぎは poor choice であり注意が必要です（MWP, pp.64-65）．また，**commence には儀式的な響き**があります．英語を母国語としない私たちは begin か start を使い，initiate や commence を使うのは避けたほうがよさそうです．

ちなみに，initiate と語源を同じくする initial や initially もできるだけ避けたい単語です．initial や initially を使うと上手に英文が書けたような錯覚に陥りますが，そうではありません．英語ネイティブは，initial よりも first を，initially よりも at first を使うことを奨励しています（MWP, pp.100-101）．

例文 7-1：

> 14 件の研究のうち 5 件は，CPAP 治療による早期介入が脳卒中後 7 日以内に開始された．
>
> ✘ In 5 of the 14 studies, early intervention with CPAP treatment was initiated within 7 days following stroke.（PP より）

☞ was initiated を started か began に修正する．どちらでも正しいのですが，CPAP 治療というプロセスに移行したことを強調したいので，また論文ではフォーマルさが求められるので，能動態で began がよいでしょう．

begin と start はともに「始まる」「始める」を意味します．多くの場合，相

互換的に使われますが，**フォーマルな文中では begin が好まれる**以外に，両者の間には次のような微妙な使いかたの差があります．

　begin は原義が［運動や過程を始める］で，**連続性のあるプロセスの開始点に事態が移行した**ことに焦点が当たります．一方，start は原義が［跳ぶ］で，**静止状態から運動状態への動きの変化**に焦点が当たります．瞬発的な動きは start でなければ表現できないのはそのためです．逆に，**begin の変化は緩やか**であるため漸次性があり，「だんだん〜する」などは begin でなければ表現できません〔例：We began to understand who President Smith really was.（GEJ）〕．

例文 7-2：

> 彼女は 2020 年に医師として働き始めた．
> ○ She began her career as a doctor in 2020.
> ○ She started working as a doctor in 2020.

☞ どちらも正しい英文ですが，キャリアの開始という重要な局面の移行について述べたいときは begin がふさわしいです．

例文 7-3：

> 患者は自分の状態を理解したとき泣き出した．
> ○ The patient started to cry when she realized her condition.

☞ began でも文意は伝わりますが，突然の状態の変化であることまでは表現できません．

例文 7-4：

> 患者の心臓が再び動き出した．
> ○ The patient's heart started to move again.

☞ start を使うことで停止状態だった心臓が活動を再開したことに焦点が当たっています．

例文 7-5：

> われわれは自己骨髄細胞投与療法の臨床試験を開始し，肝硬変患者に対して安全かつ効果的であることを発見した．
> - We <u>began</u> a clinical trial of ABMi therapy and found it to be safe and effective for liver cirrhosis patients.

☞ start でも begin でも成立すると思いますが，begin を使うことで連続性のあるプロセスの開始点に事態が移行したことが伝わります．

8 » use, utilize, employ　使う

［使う］を use で表現すべきか，それとも utilize で表現すべきか，迷うことがあります．utilize とは**"新たな価値を創造するために何かを役立てる"**という意味です．単に"使う"という意味で使うのであれば use を使いましょう．use が適切なところにむやみに utilize を使わないよう注意が必要です．

例文 8-1：

> われわれはフィッシャー検定とカイ二乗検定を用いてカテゴリーデータを比較した．
> ✘ We <u>utilized</u> Fisher test and chi-square test to compare categoric data.

☞ 単に利用しただけであり，新たな価値創造を行ったわけではないので，utilized を used に修正します．

例文 8-2：

> 現在，多くの都市がゴミを発電に利用している．
> - Many cities are now <u>utilizing</u> trash to generate electricity. (BGU, p.120)

☞ 発電という新しい価値を生み出しているので utilize で問題はありません．こ

の例文のように，使いかたが新しかったりユニークであったりして，それが価値を生み出していれば utilize が使えます．

また，副詞句として機能して［使って］を意味する <by means of> や <by the use of>, <by the utilization of> などの使用については，医学英語では使わないことが推奨されています（MWP, p.156）．これらは，シンプルな表現や文体が重視される医学英語で使うには superfluous（冗長，過剰，大げさ）すぎる表現です．医学英語のみならず,科学英語について広くいえることだと思います．

employ はどうでしょうか．employ は**戦略的で計画的な意味合い**の強い単語です．［雇用する］という意味であり，その印象が強く定着しています．これは，不要なニュアンスであり，英語ネイティブもその使用には慎重です（MWP, p.80）．私たちノンネイティブは，［使う］以外に余計な意味をもたない use を使うほうが無難です．

例文 8-3:

> ロジスティック回帰分析を用いて 592 人の結核患者の定量的評価を行った．
> ✖ Logistic regression analysis was <u>employed</u> for quantitative assessment on the 592 tuberculosis patients.

☞ employ を使うと大袈裟な印象を与えるため used に修正する．

9 » perform, carry out, execute　実行する

［実行する］や［行う］の表現について考えてみます．つい perform を多用しがちではないでしょうか？　しかし，perform は［**演じる**］という意味をもち，その印象が強く定着している単語です．superfluous であるため，よけいな意味合いが生じない carry out や do を使うべきであるとされています（MWP, p.125）．carry out とは，**予定されている計画を実行に移す**ことです．do は単純に［行う］という意味であり，それ以上でも以下でもありません．

例文 9-1：

> 本試験は二重盲検第Ⅲ相ランダム化臨床試験として実施された．
> ✘ This study was <u>performed</u> as a double-blinded, phase 3, randomized clinical trial.

☞ performed を carried out や conducted に修正．conduct は**研究や活動のプロセスを指揮・指導する**ことを強調し，［指揮する，取り仕切る，実施する］という意味をもちます．

例文 9-2：

> 患者は 15 分間の休息を挟んで 2 回のウォーキングを行った．
> ✘ Patients <u>performed</u> two walks with 15 minutes of rest between each.
> ⭕ Patients <u>took</u> two walks with 15 minutes of rest between each.

☞ perform はもともと［演じる，演奏する］という意味であり，その印象が強い単語です．科学英語では，可能であればよりシンプルな表現を使いましょう．ここでは，walk との相性の良い take が適切です．

例文 9-3：

> 測定は佐藤らによって開発された方法で行った．
> ✘ The measurement was <u>performed</u> with the method developed by Sato et al.
> ⭕ The measurement <u>used</u> was the method developed by Sato et al.
> ⭕ We <u>used</u> the method developed by Sato et al. for the measurement.

☞ ここでは大袈裟な語感のある perform の代わりに use を使いました．常によりシンプルな表現を使いましょう．

execute［計画・命令を遂行する］という動詞は，**専門的スキルの必要性やプロセスの複雑さが強調され**（MWP, p.125），堅く大げさな語感があります．**明確**

な指示に従って特定の行動や計画を実行するときに使います．客観的に淡々と論証を積み重ねていく医学英語では，多くの場合，carry out で十分です．

例文 9-4：

> 手術は経験豊富な外科チームによって無事に行われた．
> - The surgery was successfully executed by the experienced surgical team.

☞ executed は，外科チームによって手術が**計画どおりに正確に実行**され，ミッションが成功裏に遂行されたことを強調しています．

> - The surgery was successfully conducted by the experienced surgical team.

☞ conducted は，外科チームが手術を成功に導くための**プロセスを指揮**し，手術に成功したことを強調しています．

10 » administer, give, inject　投与する

投与するという表現には administer, give, inject のどれを使えばよいのでしょうか？

結論からいうと，administer はやや大袈裟で，注意を要します．本来［管理する］という意味をもちます．**医療者の管理下で行われた薬剤の調合，処方，投与などの複雑なプロセス**であれば administer の使用が適していますが，そうでなければ通常は give を，部位の明示などにより，投与方法が注射であることが強く意識されているときには inject を使います（MWP, p.50）．当然ながら，自宅で発熱した子どもに解熱剤を与えるときの投薬に administer を使うのはとても不自然です．

次の 2 つの例ではいずれも administer で文意は通りますが，**例文 10-1** では give が，部位が意識されている**例文 10-2** では inject が適切です．

例文 10-1：

> すべての患者にアミオダロンまたはベプリジルが投与された．
> - Amiodarone or bepridil was <u>administered</u> to all the patients.
> - Amiodarone or bepridil was <u>given</u> to all the patients.

☞ 患者を医療者の管理下に置いての投与が行われたのであれば administer が適切です．そうでなければ，よけいな印象を与えない give が適切です．

例文 10-2：

> 対照群 30 名の末梢静脈に超音波造影剤を投与した．
> △ An ultrasound contrast agent was <u>administered</u> into the peripheral vein of 30 patients in the control group.
> - An ultrasound contrast agent was <u>injected</u> into the peripheral vein of 30 patients in the control group.

☞ この例文では注射部位に焦点が当たっており，inject が適切です．administer は管理下に置くという意味をもつので，was administered into という表現は不自然さが伴います．しかし，管理下で行われたことを伝えたいのであれば，An ultrasound contrast agent was administered via peripheral vein injection to 30 patients in the control group. という工夫が可能です．

他のいくつかの表現と同様に，淡々と事実を積み重ねて結論に導き仮説を論証する医学英語においては，大袈裟な言葉の使用はできるだけ避けるべきです．

11 case, patient　　"例" は症例か患者か？

case を使うべきか patient を使うべきか，迷うことはないでしょうか？ case が "症例" で patient が "患者" で正しいのですが，いざ英文を書くとき，この発想だけでは正しい英文は書けません．これらを目的語とする動詞の性質を理解するとヒントが得られます．

原則として，**case** は evaluate（評価する），document（記録する），report（報告する），manage（管理する）などの動詞の目的語となり，**patient** は care（ケアする），examine（診察する），treat（治療する），admit（入院させる）などの動詞の目的語に，また undergo（〜を受ける）の主語になります．さらに，**condition**，**syndrome**，**disease** などは diagnose（診断する），evaluate（評価する），identify（特定する）などの動詞の目的語になります（BGU, p.112）．

例文 11-1：

> 本研究では急性リンパ芽球性白血病患者 24 例を評価した．
> ✗ This study evaluated 24 patients with acute lymphoblastic leukemia.

☞ patients を cases に修正します．**患者を evaluate することはできない**からです．動詞 evaluate の意味は form an opinion of なので，目的語としては case が適切．ただし，可能性は評価できるので，24 patients were evaluated for possible acute lymphoblastic leukemia. は可能です．

例文 11-2：

> 全例が出生時または生後 2 か月の間に診断された．
> ✗ All the patients were diagnosed either at birth or during the first 2 months of life.

☞ patients を cases に修正します．**患者を diagnose することはできない**からです．動詞 diagnose の目的語としては case が適切．ただし，"患者は〜病であると diagnose する"ことはできるので，All patients were diagnosed with acute lymphoblastic leukemia.（全例が急性リンパ芽球性白血病と診断された．）は可能です．

例文 11-3：

> カルテ審査で，患者 20 例が神経芽細胞腫の治療を受けていたことがわかった．

> ✘ A chart review identified 20 patients who had been treated for neuroblastoma.

☞ 患者を identify することはできないので工夫が必要．show を使い，A chart review <u>showed</u> that 20 patients had been treated for neuroblastoma. と修正できます．

例文 11-4：

> 本研究では，急性骨髄性白血病と慢性骨髄性白血病の 2 症例を報告する．
> ✘ This study reports two <u>patients</u>, one with acute myeloid leukemia and the other with chronic myeloid leukemia.

☞ patients を cases に修正します．case に続く "one with acute myeloid leukemia" の one が患者を意味しているからです．

例文 11-5：

> その 35 例の患者は治療のため病院に入院した．
> ✘ The 35 <u>cases of patients</u> were admitted to the hospital for treatment.
> ◉ The 35 <u>patients</u> were admitted to the hospital for treatment.

☞ cases of を削除します．"〜例の患者" という日本語表現は存在しますが，英語では患者数を "〜例" とは数えないからです．また，動詞 admit の目的語としては patient が適切です．ただし，"〜病の患者" は "〜例" と数えられるので，The 35 <u>cases of patients with</u> acute myeloblastic leukemia were admitted to the hospital for treatment. は可能です．

12 "目的" は purpose か aim か goal か？ 〜の目的

"目的" は purpose でしょうか，aim でしょうか，goal でしょうか？ それとも objective でしょうか，これらの単語の意味はどう違うのでしょうか？

purposeの本質的な意味は**理由**や**動機**です．科学英語で使われると，研究を行う理由や研究に至った動機を意味します．aimは**方向**やたどる**経路**を意味します．このことは，aimには**狙い**というコアの意味があることから納得できます．objectiveは**達成すべきこと**を意味します．goalは**ゴール**，すなわち研究の**最終到着地点**を意味します．purposeとaimとobjectiveとgoalの関係を図式化すると下図のようになります．

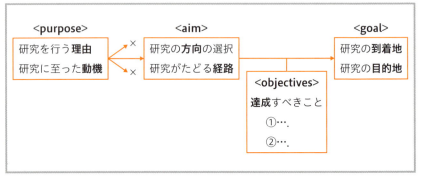

● purpose と aim と objective と goal の関係図

この関係をふまえて，以下に"目的"の誤訳例と修正例をいくつか紹介します．

例文 12-1：

> われわれの目的は，このメカニズムをより深く理解するために，先行研究ですでに判明している事実を再検証することだ．
> ✘ For the <u>aim</u> of better understanding of this mechanism, our <u>purpose</u> is to reexamine the facts already found by previous studies.
> ○ For the <u>purpose</u> of better understanding of this mechanism, our <u>aim</u> is to reexamine the facts already found by previous studies.

☞「メカニズムをより深く理解すること」は研究を行う動機で，「先行研究ですでに判明している事実を再検証すること」は研究の方向性です．

上に示した図と正しい例文からわかるように，purposeは解釈幅の広い意図

をもつのに対し，aim は方向性の選択を経て解釈幅が狭くなった意図をもちます．

例文 12-2：

> このセクションの目的は，われわれの方法の有効性を示すことだ．
> ✖ The purpose of this section is to show the effectiveness of our method.
> ⭕ The aim of this section is to show the effectiveness of our method.

☞ 目的として示したい意図は，方向性の選択を経て解釈幅が明確に限定されているため，aim が適切です．

例文 12-3：

> 目的はどの方法が患者にとってより効果的かを見極めることだ．
> ✖ The purpose is to determine which method is more effective for our patients.
> ⭕ The goal is to determine which method is more effective for our patients.

☞ 示したいことは最終目標なので goal が適切です．"目的"というと，つい purpose か aim を使ってしまいますが，日本語原稿の表現にとらわれないことが重要です．

例文 12-4：

> 本調査の目的は，当院における理学療法士の役割を明確にすることだ．
> ✖ The goal of our research is to clarify the role of physical therapists in our hospital.
> ⭕ The purpose of our research is to clarify the role of physical therapists in our hospital.

☞ clarify の目的語「理学療法士の役割」の内容は抽象的であり，最終目標を表す goal の使用は不適切です．ここでは，調査を行う理由を述べる purpose

が適切です．

purpose と aim と objective と goal を使い分けるためには，これらの言葉のコアの意味を正しく理解することが必要です．本節で紹介した基本的理解で，私たちノンネイティブでも十分に使い分けられると思います．

13 » as for〜　〜に関しては

"〜に関しては"を"As for〜"と英訳してしまうことは非常に多いです．しかし，科学英語では前置詞句 As for〜の使用は避けるほうが無難です（ECS, p.83）．代表的な誤用例を 2 つ紹介します．
①**そもそも不要**で，何の意味も足さない例（**例文 13-1**，**13-2**）．
②**意味が曖昧**で，言い換えたほうがよい例（**例文 13-3**）．

例文 13-1：

> 認知症発症の原因に関しては，加齢が最大の要因だ．
> ✖ As for the cause of the onset of dementia, aging is the most significant factor.

☞ "〜の原因に関して"や"〜について"は頻出の日本語表現です．しかし，そのまま英訳しても何の意味も付加しないことがあります．この例文では redundant な（＝くどい）だけです．簡潔さが求められる科学英語では次のようにシンプルに表現しましょう．

> ⭕ Aging is the most significant factor of the onset of dementia.

例文 13-2：

> 認知症発症の原因に関しては，まだ十分には解明されていない．
> ✖ As for the cause of the onset of dementia, it is not fully understood.
> ⭕ The cause of the onset of dementia is not fully understood.

☞ この例文でも As for は冗長さを増すだけであり不要です．日本語の原文にとらわれないことが重要です．

As for は意味が曖昧になりがちです．「**by で手段を表せるか？**」(p.254) の節の**例文 3-3** で by が使えなかった理由は，その意味の多彩さから曖昧さが生じるからでした．前置詞句 As for～も，"in the same way as in the case of～"（～と同様に）という意味もあり（ECS, p.83），使いかた次第では次の例文のように文意が曖昧になることがあります．

例文 13-3：

> 最初のタイプの反応には，今回の場合にもより高度な計算が必要である．
> △ As for the first type of reaction, more sophisticated calculations are needed.

☞ この英文では「最初のタイプの反応と同様に，今回の場合にもより高度な計算が必要である」という解釈も成り立ち，真意が曖昧です．原文を「最初のタイプの反応においては」と正しく解釈して次のように訳すのがよいでしょう．

> ● For the first type of reaction, more sophisticated calculations are needed.（ECS, p.88）

☞ この例文では for に修正されていますが，このほかにも文脈によっては，より意味が明解な with regard to や regarding などの使用が薦められています (ECS, p.83)．

このように，前置詞句 As for～は，使いかたに迷ったら使わない，別の表現で言い換える，などの対策が必要です．

ちなみに，LDC によると，As for は"**前述されたことに関連して新しい話題を導入する**ときに使う表現"です．ECS には，As for は"議論の焦点が変わることを示しており，'一方--に関しては'という語感を伴う"ことが解説されています．まず，これらの As for～のコアのイメージを理解しておくことが重要です．

14 » such as　〜など

such as の使いかたに関して，私たちノンネイティブが理解しておくべきいくつかの注意点があります．

1) such as と for example の違いについて

such as と for example は，例をあげるという似た機能があります．しかし，such as が列挙する例はその直前の名詞の**代表的な例**であるという点において，両者は異なります．

例文 14-1：

> 発熱や咳などの風邪の症状が続く場合は，すぐに救急医療機関を受診してください．
>
> ○ If you have cold symptoms, <u>such as</u> fever and cough, that are persistent, you should seek emergency medical care immediately.

☞ この例文では，熱や咳が風邪の単なる症状の一例ではなく，代表的な症状としてあげられています．for example にはこの"代表的な例をあげる"語感がありません．such にはこのように強調する語感が宿っています．

2) such as と including の違いについて

"〜など"を such as を使って訳すべきか，including を使って訳すべきか，迷うことがあります．such as と including には違いがあり，どちらを使ってもよいわけではありません．including は，**いくつかある例のなかでも特に重要なものをあげると**いう強調する語感が生じます．include という動詞を使うことで"あえて重要なものを選ぶ"という強調が生じています．such as にはそこまで強く強調する語感はありません．

例文 14-2：

> 患者はコロナウイルスに罹患後，発熱，咳，倦怠感などの症状を呈した．

> ○ After contracting COVID-19, the patient developed symptoms including fever, coughing, and malaise.

☞ including には，"いくつかの症状があったが，なかでも重要な症状を選ぶと"という強調する語感が生じています．such as にはこの"なかでも重要なものをあげる"語感はありません．

3 such as の制限的用法と非制限的用法について

such as の前にカンマがある場合とない場合があります．例えば，**例文 14-1**には先行する名詞と such as の間にカンマがありました．ネイティブはどのような判断でカンマを使い分けているのでしょうか？

例文 14-3：

> 発熱や咳などの風邪の症状が続きました．
> ○ I had cold symptoms, such as fever and cough, that were persistent.

☞ カンマがあるのは such as に先行する名詞の例を制限しない用法です．[制限しない➡ほかにもある]です．すなわち，いくつかの症状がほかにも出たが，**おもな症状をあげると**発熱と咳だったことが示唆されます．

例文 14-4：

> 発熱や咳などの風邪の症状が続きました．
> ○ I had persistent cold symptoms such as fever and cough.

☞ この例文ではカンマがありません．これは such as に先行する名詞の例を制限する用法です．[制限する➡ほかにはない]です．すなわち，発症した症状は発熱と咳が**すべて**だった（＝他の症状は出なかった）ことが示唆されます．

関係代名詞の使いかたにも制限的用法と非制限用法がありますが，such as にも同様の使いかたがあるのです．

15 » therefore と thus と hence の使い分け ～したがって

therefore と thus と hence は相互交換的に使える文脈もありますが，微妙な意味の差があります．つい適当に使い分けてしまっているのは，どれも"したがって"という同じ訳語が当てられていて，差別化がむずかしくなっているからです．それぞれの意味を英語で理解するとむずかしくはありません．

1 hence の基本的意味

here と語根が共通する hence には，**from here**（ここから）という語感があります．古くは Get thee hence!（= Get out of here!）という表現もありました．hence の視線はここから将来に向けられています．hence が**未来を展望するときによく使われる**のはそのためです．やがて，"場所や出発点から離れてある方向に向かう"というイメージが生じて，"原因があって結論に至るという論理的な関係"を表す副詞として使われるようになりました．

hence は，**強い論理的帰結や論理的説明がなくても自然に導かれる推測**を表すのに適しています．**It follows that～** という意味があるのはそのためです（ECS, p.599）．

例文 15-1：

> この薬は眠気を引き起こす可能性があります．したがって，患者は車の運転を避けるべきです．
> This medication may cause drowsiness; hence, patients should avoid driving a car.

☞ この例文の hence は，前の部分で述べられた状況を根拠として，具体的な指示や勧告を導き出しています．therefore や thus でも意味は通じますが，有無をいわせない，**強い論理的帰結を導く**力をもつ hence が適しています．

例文 15-2：

> この研究は小規模なサンプルサイズで行われたため，結果を母集団に一般化

できない可能性があります．

> The study was conducted on a small sample size; <u>hence</u>, the results may not be generalizable to the population.

☞ この例文では，研究の限界（小規模なサンプルサイズ）から，結果の一般化可能性に関する限界が論理的に導き出されています．上の例文同様に，therefore や thus でも意味は通じますが，**強い論理的帰結を導く**力をもつ hence が適しています．

2 thus の基本的意味

this と語根が共通する thus には，"このように"と**対象を指す**感じがあります．辞書にも in this way, because of this, by doing so などの説明があります．thus の視線は，hence とは対照的に，いったん過去の事実に強く向けられます．"そのようなことがあったので〜"と，**過去の事実を指してからその結果や結論に言及する**ときにおもに使われます．後述の therefore との違いは，まさに"そのようなことがあったので〜"という**必然的な断定感**です．**as a necessary result** という意味があるのはそのためです．

例文 15-3：

> この溶液は高濃度であり，そのため，希釈する必要がある．
> This solution is highly concentrated and <u>thus</u> you will need to dilute it.

☞ thus は，直前に述べられた内容や状況を指します．ここでは，液体が高濃度であることを指し，thus の後に，必然的に希釈しなければならなかったという結論が導かれています．

3 therefore の基本的意味

therefore は **there**（そこ）と **fore**（前に）に分解できます．there が物事の出発点や根拠を指し，fore が前に進むことを示し，"それを理由にして前に進む"という**強い因果関係**を示す際に使われます．"このような理由があるのでこの結論に達した"と強く主張したいときに適しています．**for this reason** という意味

があるのはそのためです．

例文 15-4：

> 患者は意識がなかったので，集中治療室に移さなければならなかった．
> The patient was unconscious and therefore had to be transferred to the intensive care unit.

☞ この文では，therefore が，結論（患者を集中治療室に移す必要がある）が導かれた理由（患者に意識がなかった）を説明しています．この結論は必ずしも必然的なものではなく，他の人なら別の判断を下した可能性があります．そこで筆者は，therefore を使って自分たちの判断の妥当性・正当性を主張しています．

　この例文では therefore の代わりに thus や hence でも意味は通じます．しかし，thus や hence ではなく therefore を使った意図は，「患者が ICU に移される理由はほかにも様々に考えられる．しかし今回は，患者に意識がなかったことがその理由であった」，と**自分たちの取った行動の理由を強く主張するため**です．ECS にはこの点を，therefore によって示される原因と結果の関係には必ずしも必然性がないことを解説しています（ECS, p.597）．逆にいうと，だからこそ，必然的に生じたのではない原因と結果の関係を強く主張したいときに therefore が使われるのです．

　thus や hence には therefore のような "原因と結果の関係を強く主張する" 語感がありません．thus は，therefore とは異なり，"結果が自然かつ必然的に生じた" ことを示します．

　hence が使われる文脈においても，原因と結果の関係を強く主張する必要はありません．hence が使われるときの因果関係はすでに明確であり，結論が前提の結果として自然に導かれるからです．

　このように，therefore と thus と hence の使いかたを針小棒大に拡大して説明すると微妙な違いがありますが，相互交換的に使える状況は多いです．しかし，何か違和感があったら，それぞれの単語のコアのイメージに立ち戻ってみてはどうでしょうか．

練習問題解答例

1 (p.248)：日本では今月，COVID-19 が原因で入院した人の数が 40％増加した．
✘ The number of people hospitalized due to COVID-19 has risen 40 % in Japan this month.
⭕ The number of people hospitalized because of COVID-19 has risen 40% in Japan this month.

2 (p.248)：75 歳の男性が居眠り運転による交通事故で死亡した．
⭕ A 75-year-old male driver died in a traffic accident due to drowsy driving.

3 (p.253)：ロボット手術は開腹手術と比較して合併症が少なかった．
⭕ Compared with open surgery, robotic surgery was associated with fewer complications.（状況により compared to も可能）

4 (p.253)：亜鉛を投与された患者の風邪症状の期間は，プラセボを投与された患者と比較して短かった．
⭕ Compared with patients given placebo, those receiving zinc had a shorter duration of cold symptoms.（状況により compared to も可能）

5 (pp.253〜254)：高齢の喫煙者は，高齢の非喫煙者と比較して精神機能の低下が早い．
✘ Compared to their nonsmoking peers, the cognitive decline is more rapid for elderly smokers.

compared to〜が "高齢の喫煙者" を修飾していない．

⭕ Compared to their nonsmoking peers, elderly smokers experience more rapid cognitive decline.

6 (p.254)：25 人を対象に実施されたイギリスの予備研究と比較して，われわれの試験では 100 人の患者が参加した．
✘ Our trial involved 100 patients, compared to the pilot study in England that involved only 25.

予備研究は absolute statement なので比較の対象外．

- Our trial involved 100 patients, <u>whereas</u> the pilot study done in England involved only 25.

7（p.257）：新規に診断されたすべての患者は，マルチプレックス RT-PCR アッセイを使ってスクリーニングすることが賢明である．
- ✘ It is prudent to screen all patients with newly diagnosed disease <u>using</u> multiplex RT-PCR assays.（BGU, p.94）
- ◯ It is prudent to <u>use</u> multiplex RT-PCR assays to screen all patients with newly diagnosed disease.
- ◯ It is prudent to screen all patients with newly diagnosed disease <u>by using</u> multiplex RT-PCR assays.
- ◯ It is prudent that we <u>use</u> multiplex RT-PCR assays to screen all patients with newly diagnosed disease.

8（p.257）：データは SPSS ソフトウェアで解析している．
- ✘ The data were analyzed <u>using</u> SPSS software.
- ◯ <u>Using</u> SPSS software, we analyzed the data.
- ◯ The data were analyzed <u>by using</u> SPSS software.
- ◯ We <u>used</u> SPSS software to analyze the data.

9（p.259）：ノイラミニダーゼ変異体は，その生化学的性質に基づいて 3 つのグループに分類される．
- ✘ <u>Based on</u> their biochemical properties, the neuraminidase variants can be divided into 3 groups.（BGU, p.182）
- ◯ Neuraminidase variants can be divided into 3 groups <u>according to</u> their biochemical properties.
- ◯ The neuraminidase variants can be divided into 3 groups <u>on the basis of</u> their biochemical properties.

10（p.259）：この課程は医学生を大学での成績の平均値に基づいて受け入れている．
- ✘ The program accepts medical students <u>based on</u> their undergraduate grade point average.（BGU, p.183）

　ヒント：based on が medical students を修飾し，文意が通らない．

- ◯ This program accepts medical students <u>on the basis of</u> their undergraduate grade point average.

第2部 ◆ 日本語➡英語

Chapter 6 よりシンプルな言葉を使う

Key Point

　英語には，どちらを使えばよいか迷う同義語がたくさん存在します．本章では，特に医学論文に散見される，使いすぎるとやや大げさな単語をあげます．これらを不用意に使うと clumsy な英文という印象を与えるので注意が必要です．

　まず，このような英語ネイティブの語感の背景について考えてみます．Medical Writing: A Prescription for Clarity はこの点について，"Resist the urge to use less familiar words.（使い慣れない言葉を使いたくなる衝動を抑えなさい．）"とアドバイスしています．使い慣れない言葉は不必要な意味合いを生じさせ，読者を混乱させる危険があるからです（MWP, p.46）．

　また，"Resist the temptation to use long Latin- or French-based words where shorter ones will do. Your message will be clearer and have much more impact.（簡潔な単語があるのに，ラテン語やフランス語由来の長い単語の誘惑に負けてはならない．簡潔な単語のほうがメッセージが明確でインパクトも大きい．）"と考えられています（WSP, p.30）．

　科学英語では，ラテン語由来の単語よりも古英語由来の単語が好まれる傾向にあります．古英語由来の単語は簡潔できびきびとしており，これを使うことで文章はより明確になります．ラテン語由来どうしであれば，よりシンプルなほうが使われます．

　私たちは，むずかしい表現や言葉をつい使いがちです．以下に，注意が必要と思われるいくつかの単語を紹介します．英語を外国語として学ぶ私たちの基本姿勢は，"Resist the urge to use less familiar words."です．迷ったらシンプルな単語を使いましょう．

1 » ameliorate よりも improve や reduce を使う

　ameliorate は「改善する，緩和する」という意味をもちますが，守備範囲の広い言葉です．またラテン語由来の言葉特有の軽やかな洗練された響きがあり，これらがかえって情報伝達の効率を悪くしています．意味がもっと迅速かつ正確に伝わる improve を，場合によっては reduce を使いましょう．

例文 1-1：

> 本薬剤はドパミン受容体に対する拮抗作用によって悪心や嘔吐を改善する．
> △ The drug <u>ameliorates</u> nausea and vomiting via its antagonistic activity against dopamine receptor. （MWP, p.57）

☞ ameliorates を意味が端的に伝わる reduces に修正します．ameliorate は，患者の生活の質を向上させる，負担を減らすなど，**全体的な状態の改善**を表現するときに使います．

例文 1-2：

> この薬は，パーキンソン病の症状を改善し，患者の生活の質を向上させます．
> ● This drug ameliorates the symptoms of Parkinson's disease, improving patients' quality of life.

2 » alleviate よりも reduce や relieve を使う

　alleviate もラテン語由来の単語で，「緩和する，やわらげる」という意味をもちます．reduce や relieve と全く同じ意味で使われることが多く，そのような場合，よりシンプルな reduce や relieve を使いましょう（MWP, p.56）．

例文 2-1：

> 前斜角筋面ブロックは重大な合併症を起こすことなく速やかに痛みを軽減した．
> △ The anterior scalene plane block rapidly <u>alleviated</u> pain without significant complications.（PP より）

☞ alleviate を意味が端的に伝わる reduce や relieve に修正します．

alleviate は熱，痛み，苦しみ，不安，ストレスなどの「不快感を伴う状態を緩和する」ときに使います．reduce は「量や大きさを削減する」ときに使います．両者の差は，日本語の「緩和」と「削減」の差として捉えることができます．

練習問題

1：alleviate と reduce の語感を鍛える練習問題です．alleviate か reduce を使って次の英文を完成してください．
  1) The drug helped him to _____ the symptoms of his cold.
  2) You need to _____ expenses if you want to save money.
  3) The psychotherapist suggested me some techniques to _____ my anxiety.
  4) I usually try to _____ the amount of salt I take to improve my health.
  5) My company is always looking for ways to _____ its workforce.

解答例は章末（p.300）参照

3 » exacerbate よりも worsen を使う

exacerbate もラテン語由来の単語で，「**現在の悪い状態をさらに悪化させる**」（to make something that is already bad worse）という意味です．<ex> + <acerb> + <ate>（＝外へ酸っぱいものを出す）という構造をしています．すでに存在している問題が意識され，それがいっそう悪化するときに exacerbate が使われます．また，aggravate とは異なり，一時的な悪化に使われます．医学英語では，単なる悪化であれば worsen を使えないか考えてみましょう（MWP, p.55).

例文 **3-1** と **3-2** は，exacerbate の「既存の問題をさらに悪化させる」という語感がよく伝わる例文です．

例文 3-1：

> 雨不足で同国の干ばつが悪化した．
> The lack of rain <u>exacerbated</u> the drought conditions in the country.

例文 3-2：

> 新政策はすでに緊張状態にある両国間の関係を悪化させている．
> The new policy is <u>exacerbating</u> the already strained relationship among those countries.

例文 3-3：

> 症状はストレッチのあとに現れ，咳によって悪化した．
> △ Symptoms occurred after an episode of stretching and were <u>exacerbated</u> by coughing. (MWP, p.55)

☞ 正しい英文ですが，worsen を使って問題のない文脈であれば，exacerbated を worsened に修正します．

4 » aggravate よりも worsen を使う

　aggravate もラテン語由来の単語で，「状況を悪化・深刻な状態にする」という意味です．<gravity>［重力］に通じる語根を含んでいることから，状況がずっしりと悪化する様子が感じられます．exacerbate とは異なり，永続的な悪化に使われます．反対語は improve です（LDC）．医学英語では，単に状態が悪くなったという客観的事実に焦点を当てるのであれば worsen を使えないか考えてみましょう．

284　第 2 部 ◆ 日本語➡英語

例文 4-1：

> これらの疾患は一次止血を阻害する遺伝性疾患であり，出血によって悪化する可能性がある．
> △ These are genetically inherited diseases that interfere with the primary hemostasis and can be <u>aggravated</u> by bleeding.

☞ 正しい英文ですが，worsen を使って問題のない文脈であれば，aggravated を worsened に修正します．

aggravate は，すでに存在する問題や，症状，不快さなどをさらに悪化させる，ときには苦痛やストレスを伴うような悪化です．次のような状況では aggravate が適しています．

例文 4-2：

> 患者の喘息症状は，ほこりや花粉への曝露によって悪化した．
> ◯ The patient's asthma symptoms were aggravated by exposure to dust and pollen.

☞ ここで worsen を使うと，悪化したという事実のみが客観的に伝わります．

5 » manifest よりも show, present, occur などを使う

　manifest もラテン語由来の単語で，「顕在化する，はっきりと姿を現す」という意味です．「これまで見えていなかったものが見えてきた」ときに使います．幽霊が現れたときも "The ghost manifested in his room." などと表現します．pompous（気取った）な響きがあり，少なくとも会話では使いません．書き言葉でも注意が必要で，特に強調するとき以外は manifest をわざわざ使って強調する必要はありません．manifest に代わる単語として，show, present, occur などがあるので，これらが使えないかをまずは考えましょう．

例文 5-1：

> 患者は臨床症状にも肺の CT 画像にも異常がなかった．
> △ The patient <u>manifested</u> no clinical symptoms or lung problems on CT scans.

☞ わざわざ大袈裟に manifest を使って強調する必要はありません．show を使って問題はないので showed に修正します．

例文 5-2：

> 入院時，患者は持続性の腹痛を呈していた．
> △ Upon admission, the patient <u>manifested</u> persistent abdominal pain.（PP より）

☞ わざわざ大袈裟に manifest を使って強調する必要はありません．present を使って問題はないので presented with（〜を呈する）に修正します．

例文 5-3：

> 産褥期に発症した家族性 PCT の 1 例を報告する．
> △ We report here a case of familial PCT which <u>manifested</u> in the puerperal period.

☞ わざわざ大袈裟に manifest を使って強調する必要はありません．occur を使って問題はないので occurred に修正します．

show は視覚的な情報や検査結果をもとに診断を行ったり病態を説明したりする際に使います．

例文 5-4：

> 検査結果から患者の血液中のコレステロール値が高いことがわかった．
> ● The lab results <u>showed</u> elevated levels of cholesterol in the patient's blood.

☞ 検査結果がコレステロール値の上昇を示しているという事実を客観的に伝えるためには show が適切です．

6 » hemorrhage よりも bleeding を使う

　hemorrhage はギリシャ語由来の単語です．hemo［血］+ rrhage［出血］という構造で，「生命にかかわるような深刻な出血状態」を指す言葉として使われるようになりました．医学論文などで使われる hemorrhage が bleeding 以外の意味で使われることは少なく（MWP, p.94），問題がなければ，シンプルに bleeding を使いましょう．

例文 6-1：

> 脈絡膜腔に大量の出血が観察された．
> △ Massive hemorrhage was observed in the choroidal space.

☞ わざわざ大袈裟に hemorrhage を使って強調する必要はありません．bleeding を使って問題はないので bleeding に修正します．

例文 6-2：

> 父は 10 年前の脳内出血で歩くことも話すこともできなくなった．
> ○ My father was left unable to walk or speak from a cerebral hemorrhage 10 years ago.
> または，
> ○ My father suffered a cerebral hemorrhage 10 years ago that left him unable to walk or speak.

☞ 命にかかわる重大な出血なので，ここは hemorrhage が適切です．

7 » demonstrate よりも show を使う

　demonstrate もラテン語由来の単語です．de［完全に］＋［示す］という構造で，言葉で説明するだけでは理解しにくい場合に「実例や実験で説明する」ときに使います．それ以外は show を使いましょう（MWP, p.71）．

例文 7-1：

> 本研究で糖尿病患者の死亡リスクが増加しなかったことを示した．
> △ This study demonstrated that patients with diabetes did not have an increased risk of death.（PP より）

☞ 死亡リスクが増加しなかったことを実例や実験で説明したわけではないので，demonstrated を showed に修正します．

8 » exhibit よりも show を使う

　exhibit もラテン語由来の単語です．ex［外に］＋ hibit［手にもつ］という構造で，「展示する」がコアのイメージです．demonstrate と同様に，pompous な印象を与えます（MWP, p.71）．できるだけ show を使いましょう．

例文 8-1：

> ホジキン病の 58 歳男性が，硫酸ビンクリスチン（VCR）と硫酸ビンデシン（VDS）に対するアレルギー反応が原因で紅皮症を呈した．
> △ A 58-year-old man with Hodgkin's disease exhibited erythrodermia due to allergic reaction to vincristine sulfate (VCR) and vindesine sulfate (VDS).（PP より）

☞ わざわざ大袈裟に exhibit を使って強調する必要はありません．show を使って問題はないので showed に修正します．

ちなみに，present with も「〜を呈する」という意味をもちますが，この present は「姿を現す（＝来る）」という意味です．例えば，The patient presented with a severe headache. はその患者が激しい頭痛を訴えて受診しに「来た」ことを意味します．上の**例文 8-1** で present with を使うと，同様に「〜を訴えて受診に来た」という意味が生じます．それ以外の「呈する」状況，例えば検査をして異常が発見されたときなどでは show を使います．

9 » experience よりも show や have を使う

experience もラテン語由来の単語です．不快感や病気などの**主観的な経験**が得られたときに使われます．しかし医学英語では，主観的な経験を強調することはあまりありません．つい experience を使いがちですが，show や have でいい換えられないか考えてみましょう．

例文 9-1：

> 13 人の患者が皮膚炎，粘膜炎，結膜炎を含むグレード 1 の急性毒性を発症した．
> △ Thirteen patients experienced Grade-1 acute toxicities including dermatitis, mucositis, and conjunctivitis.（PP より）

☞ 医師や研究者による客観的な観察や検査が行われたのであれば，主観的な体験が得られたことを表す experience ではなく，客観的に事実や結果を提示する show や have が適しています．

次の例では，experience を使って患者の主観的な経験が述べられています．

例文 9-2：

> 突然腹部に激痛を感じ，直ちに医療機関を受診する必要があると感じた．
> ⭕ I experienced a sudden sharp pain in my abdomen, which urged me to seek medical attention immediately.

☞ 腹部に激痛があったことを主観的に強調しているので experience が適切です．客観性をもたせるのであれば have も使えます．

10 » evaluate よりも examine や measure を使う

evaluate もラテン語由来の単語です．e［外に］＋ valuate［価値を見出す］という構造をもち，日本語の「評価する」に相当する使い勝手のよい言葉です．しかし，evaluate の基本的な意味は form an opinion of the amount, number or value of something（OAL）や judge how good, useful, or successful something is（LDC）であり，物事に総合的な評価や判断を加えるときに使います．**患者を目的語にとることはまれ**です．

examine もラテン語由来の単語ですが，「外に取り出して重さを測る」がもともとの意味で，そこから調査する，検査する，診察するという具体的な意味が生じました．**患者を目的語にとることはとても自然**です．守備範囲の広い"評価する"を英訳するときは注意が必要です．

例文 10-1：

> 本試験では様々な薬剤の有効性を評価する．
> ○ This trial will evaluate the effectiveness of the different drugs.（OAL）

☞ evaluate の最も典型的な使用例です．文脈によっては，investigate に置き換えるほうがより文意が明解になります．

例文 10-2：

> 術後，3人の患者がグレード2，2人の患者がグレード1と評価された．
> ✖ Postoperatively, 3 patients were evaluated as grade 2 while 2 patients were evaluated as grade 1.

☞ 原文は「評価された」ですが伝えたいことは「分類された」なので，原文に惑わされず，文意がより明確な classified に修正します．

例文 10-3：

> 最善の治療法を評価するために，このタイプの胃癌患者を対象にした臨床試験を追加する必要があるかもしれない．
> ✘ Additional clinical trials that recruit patients with this type of gastric cancer may be required to <u>evaluate</u> the best treatment.
> （MWP, p.86）

☞ 原文は「評価する」で意味は通りますが，英文では evaluate よりも文意が明確な define［＝明らかにする］などに修正します．

evaluate とは，**物事の量，数，価値などについて意見をまとめる**ことであり，必ずしも「評価する＝evaluate」とは限りません．つい，「評価する」を単純に evaluate と訳しがちですが，ほかに意図をより明確に伝えられる言葉（例：examine, measure, classify, judge, identify, define など）がないか考えてみましょう．

11 » reveal よりも show を使う

reveal もラテン語由来の単語で，［ベールを取り除く，隠れていたものを明らかにする］という意味です．reveal はマジックで幕をさっと引くときの動きを連想させ（MWP, p.143），場合によっては大袈裟な印象を与えます．よほど意外な結果や大胆な結論を伝えるときは強調のために使えるかもしれませんが，通常は show で言い換えられることがほとんどです．

例文 11-1：

> 本研究により，不正咬合の患者には機能的な問題が多いことが明らかになった．
> ✘ This study <u>revealed</u> that patients with malocclusion had many other functional problems.

☞ わざわざ大袈裟に reveal を使って強調する必要はありません．show を使っ

て問題はないので showed に修正します．

12 » remain to be elucidated よりも remain unknown を使う

elucidate もラテン語由来の単語です．e［完全に］+ lucidate［明るくする］という構造をもち，日本語の「解明する」に相当します．特に否定形の受動態の「まだ解明されていない」という文脈で使われることが多い表現です．

例文 12-1：

> このような違いが生じる理由はまだ完全には解明されていない．
> △ The reasons for these differences remain to be fully elucidated.

☞「まだ解明されていない」を remain to be elucidated と表現している医学論文が散見されますが，多くの場合，we still do not know 以外に意味はなく，わざわざ大袈裟に remain to be elucidated を使って強調する必要はありません．ここでは，remain to be fully elucidated を remain unknown に，または，全体を We still do not yet know the reasons for these differences. と修正します（MWP, p.78）．

例文 12-2：

> 本研究は，この病気の根本的メカニズムを解明することを目的としている．
> ◎ The study aims to elucidate the underlying mechanisms of the disease.
> ◎ The study aims to clarify the underlying mechanisms of the disease.

☞ どちらの英文も正しいですが，伝わる内容に差があります．最初の英文では，疾患の根本的メカニズムを"深く理解し，複雑な側面や詳細を明らかにしようとする"研究の強い意図が強調されています．2つ目の英文では，疾患の根本的メカニズムを"説明し，不明瞭な部分を明確にしようとする"研究の意図が示されています．どちらを使うかは書き手が何をどれくらい強調したいか次

第ですが，読者期待にかなった強調かを考える必要があります．

13 » controversial よりも debatable や uncertain を使う

controversy もラテン語由来の単語です．"社会的に長期にわたる論争"（GEJ）や"多くの人が強く反対していることについて公の場で議論すること"（OAL）という意味です．controversial を論文に頻出の定型句"議論の余地がある"の対訳として使うと大袈裟です．"議論の余地がある"という文脈で使われているのであれば，debatable や uncertain で十分です．

例文 13-1：

> 大腸癌患者の中期的な健康関連 QOL に関する大規模ランダム化試験は少なく，その結果は議論の余地がある．
> ✘ There are few large-sized randomized studies of mid-term health-related quality of life in colorectal cancer patients, and the results are <u>controversial</u>.（PP より）

☞ controversial を debatable（→異なる見解や立場が存在して議論の余地がある場合に使う）や uncertain（→確定的な結論や結果が得られていない状況に言及する場合に使う）に修正します．

例文 13-2：debatable を使った例

> 気候変動が世界の生態系に与える影響は科学者の間で意見が分かれている．
> ◯ The effects of climate change on global ecosystems are <u>debatable</u> among scientists.

☞ ここで controversial を使うのは大袈裟です．

例文 13-3：uncertain を使った例

> 実験の結果は様々な要因により確定的ではない．

> ○ The outcome of the experiment is <u>uncertain</u> due to various factors.

☞ ここで controversial を使うのは大袈裟です．

14» approximately よりも about や almost を使う

　approximately もラテン語由来の単語です．ap［〜に］＋ proxim［最も近い］＋ ate［〜する］という構造をもちます（GEJ）．堅い印象があります．
　about との違いは，about が"きちんと測ることはせずに感覚的に推定して大まかな数字で表すとき"に使うのに対し，approximately は"実際に測定または計算して，測定できないときは推測して，できるだけ正しい値に近い数字で述べるとき"に使います．about では正確さが強調されませんが，approximately では正確さが強調されます．確かに，フォーマルな状況では approximately が好まれますが，approximately と about の違いは，単にフォーマリティの差だけではありません．

例文 14-1：

> この研究には急性白血病またはリンパ腫の患者約 1,300 人が参加した．
> ○ This study included <u>approximately</u> 1,300 people who had acute leukemia or lymphoma.（PP より）

☞ 目測でも推測でもいいので，何らかの方法で参加者を数えたのであれば approximately で問題ありません．測定せずに直観に従って大ざっぱに"約 1,300 人"と述べているのなら about が適切です．

15» following よりも after を使う

　following は follow の現在分詞で，「〜のあとに続く〜」や「次の〜」という文脈で形容詞として機能します．「〜のあとに」という副詞として使うのであれば after を使わなければなりません．

例文 15-1：

> 手術後，患者の状態は急速に改善した．
> ✘ <u>Following</u> the surgical procedure, the patient's condition improved rapidly.（BGU, p.117）

☞ このような following の誤った使いかたは少なくありません．following を after に修正して文頭を副詞句にしましょう．following のままだと文法的には分詞構文であり，patient's condition が following の主語となり，「患者の状態は手術のあとを追いかけて急速に改善した」という実に奇妙な意味をもつ英文になります．

例文 15-2：

> 採血後，男性は入院した．
> ✘ The man was admitted to hospital <u>following</u> a blood sample.

☞ 英語ネイティブにはこの英文が ludicrous ambiguity（滑稽なほど曖昧）であると感じられるようです（MWP, p.93）．文字どおりの意味は「男性は血液サンプルのあとを追いかけて入院した」だからです．しかし，「〜のあとに」を following を使って表現している原稿は意外にも多いです．**例文 15-1** と同様に following を after having に修正して副詞句にすると曖昧さを払拭できるでしょう．

16 » prior to よりも before を使う

　prior to もラテン語由来の単語です．「〜より前の」「〜より重要な」を意味し，語尾から推測できるとおりもともとは比較級でした．a responsibility prior to all others（ほかのすべてに優先する責任）のような表現にそれを感じ取ることができます．英語に取り入れられて before と同等の意味をもつようになりましたが，「時間的な前後関係」が強調されることに注意が必要です．「時間的な前後関係」をことさら強調する必要がないのであれば before を使うべきです．また，フォーマルな文章中でしか使われません．複数の英文法の専門書

がbeforeを使うことをすすめています．Medical Writing: A Prescription for Clarity（MWP, p.134）はprior toにはpretension（気取り）が感じられるとしています．「～の前に」を不用意にprior toを使って英訳している原稿は多いですが，beforeで表現できないか検討しましょう．

例文16-1：

> ネブライザーによるサルブタモール投与の前に肺活量を測定した．
> △ Spirometry was performed prior to treatment with nebulized salbutamol.（MWP, p.134）

☞ prior toはことさら積極的に使う必要はなく，ここでもbeforeで十分です．

例文16-2：

> 手術に先立ち，患者は血液検査や画像診断を含む一連の検査を受けた．
> ○ Prior to the surgery, the patient underwent a series of tests, including blood work and imaging studies.

☞ prior toを使うことで手術という特定の時点に焦点を当て，その直前の検査について客観的に述べています．

17 » last years か past years か？

「数年間」を意味するこの2つの表現には明確な使い分けがあります．「現在を含んでのこの数年」は，「over the past few years」で表現します（MWP, p.102）．このときの時制は現在完了です．一方，last yearsは「過去のある時点までの数年間」，すなわち過去を意味し，過去時制のなかで使います．

例文17-1：

> この数年で，われわれはエトポシドリン酸塩の臨床試験をいくつか実施した．
> ✘ Over the last few years we conducted several clinical studies with

etoposide phosphate.（PP より）

☞「現在を含んでのこの数年間」のことなので，last を past に conducted を have conducted に修正して，現在完了時制のなかで表現します．

例文 17-2：

患者は晩年，重度の認知症を患っていた．
- The patient suffered from severe dementia during in his last years.

☞「晩年」は「過去のある時点までの数年間」，すなわち過去の出来事なので last years を過去時制のなかで使います．

18 » if よりも whether を使う

インフォーマルな英語では if も whether も相互交換的に使われますが，フォーマルな英語を必要とする論文などでは，**if は条件文のみで使い**，「～かどうか」という文脈では whether を使います．

例文 18-1：

本稿でわれわれは ABC 機能の喪失が 7 日目以前の胚死亡につながるかどうかを考察する．
- ✘ In this paper, we will discuss if the loss of ABC function leads to embryonic death before day 7.

☞この英文では「もし～つながれば」という仮定の意味が生じています．if を「～かどうか」を意味する whether に修正しましょう．

19 » with respect to よりも about や over を使う

with respect to のみならず，with regard to（～に関して），in regard to

（〜に関して），in the case of（〜の場合），in combination with（〜と組み合わせて），in conjunction with（〜と併用して），in order to（〜のために），has been shown to（〜が示されている）などは superfluous phrase（冗長な語句）であるとして，可能であれば，他の前置詞や動詞を使って簡潔に表現することがすすめられています（MWP）．

例文 19-1：

> 表面電気運動学の分野での適用性に関してはまだ議論が続いている．
> ✘ Controversy remains <u>with respect to</u> their applicability in the field of surface electrokinetics. (MWP, p.214)

☞ with respect to を over に修正する．語数が多くなるほど丁寧さや冗長さが増します．with respect to を日本語に訳すと「〜につきましては」です．ある程度の格式が求められる状況でない限り，ほかのシンプルな表現を探しましょう．

例文 19-2：

> お客様のご要望<u>につきましては</u>，大変残念ですがお断りせざるを得ません．
> ⭕ <u>With respect to</u> your request, we regret to inform you that we must refuse. (OAL)

☞ 通常，with respect to はこのレベルの丁寧さのなかで使います．

20 » comprise か consist of か？

「〜から成っている」には comprise〜と consist of〜の 2 つの表現があり，どちらを使うべきか迷うことがあります．comprise は "to have something as parts or members（言及された部分または構成要素を全体が含む）"，consist of は "to be formed from the people or things mentioned（言及された人や物で全体が構成されている）" という意味をもちます．まず，このコアのイメージの違いを理解しましょう．

語源の理解も役に立ちます．comprise は com［完全に］＋ prise［捉える］という構造で，"〜を含む"を意味します．consist は con［共に］＋ sist［立つ］という構造で，「〜から成る」を意味します．of は文法的には帰属や所属を表し，主語を構成しているものは何かを of の目的語で説明しています．

両者のコアのイメージは異なりますが，多くの場合，相互交換的に使われます．構成要素により強く焦点が当たるのが consist of です．

例文 20-1：

NIH には 27 の研究所とセンターがある．
○ The NIH comprises 27 Institutes and Centers.（BGU, p.114）

☞ 構成要素により強く焦点を当てるときは consists of も可能です．その場合，「NIH は 27 の研究所とセンターで構成されている」の意味合いが強くなります．

例文 20-2：

その国には 20 の州がある．
△ The country is comprised of twenty states.（OAL）

☞ この例文のように comprise を受動態にして be comprised of と使うのは厳密には誤りです（BGU, p.114）．徐々に容認されつつあるものの，特に科学英語などのある程度のフォーマルさが必要な文章では受動態は避けましょう．

例文 20-3：

水は水素と酸素から成る．
○ Water consists of hydrogen and oxygen.（CRE）

☞ comprise も可能ですが，consist of のほうが構成されているという意味合いが強いです．

....

　本章では英語を母国語としない私たちにとって使いかたがむずかしい語句や表現を紹介しました．ともすればむずかしい表現や言葉を好んで使いがちです．し

かし，不用意に使うと，ぎこちない表現になります．私が頼りにしている文法書では，**ラテン語由来の単語の多用は clumsy, pompous, superfluous であるとして注意を促しています**．言いたいことをできるだけ端的に伝えるためにも，むずかしい言葉を使いたくなる誘惑に負けずに，できるだけシンプルな表現を使うように心がけましょう．

　古英語由来の単語は一般的に短くて親しみやすい印象を与えます．例えば，improve は ameliorate よりも音節が少なくて簡潔です．worsen は exacerbate や aggravate よりも日常的でわかりやすいです．もちろん，ラテン系由来の単語にもメリットがあります．例えば，ラテン系由来の単語にはフォーマルさがあり，学術的で専門的な話題を扱うのに適しています．したがって，英作文をするときには，古英語由来の単語とラテン系由来の単語のバランスを考え，文脈に応じて読み手が文章を理解しやすい単語を選ぶことが重要です．

　私たち英語のノンネイティブがネイティブ同様の語感を身につけることはむずかしいです．ラテン語由来の単語の使いかたについて迷いが生じたら，同じ意味をもつ古英語由来の単語を，同じラテン語由来の単語ではよりシンプルなほうを使うのが無難です．

練習問題解答例

（問題 1 は p.283 を参照）

1)
- The drug helped him to alleviate the symptoms of his cold.
- The drug helped him to reduce the symptoms of his cold.

2)
- You need to reduce expenses if you want to save money.

3)
- The psychotherapist suggested me some techniques to alleviate my anxiety.
- The psychotherapist suggested me some techniques to reduce my anxiety.

4)
- I usually try to reduce the amount of salt I take to improve my health.

5)
- My company is always looking for ways to reduce its workforce.

第2部 ◆ 日本語→英語

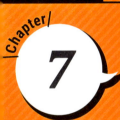

Chapter 7 情報を整理する

Key Point

　英語は日本語以上に，情報の配列が重要となる言語です．情報の配列を誤ると，書き手の意図が読者に正確に伝わりません．本書では，世界の英文法学者たちが提唱する情報配列のテクニックを紹介してきましたが，この最終章では，情報をより効果的に伝えるための，さらなるヒントを探します．

　最初に焦点を当てるのは，私たち日本人にとって使いこなしがむずかしい，カンマ，セミコロン，コロン，ダッシュといった句読点です．これらの句読点を効果的に活用することで，英文は洗練された印象を与えるだけでなく，情報が整理され，読みやすさが格段に向上します．

　そのほかにも，and や which のような基本的な接続詞も，使いかたひとつで文の意味やニュアンスが大きく変わることがあります．安易に使うと，冗長な文章になったり，論理関係が不明確な文章になったりします．これらを上手に使って，英文ライティングのスキルをさらに向上させましょう．

1 » ヒント1：句読点の使いかた

1 セミコロンについて

　セミコロンには2つの機能があります．まず，ピリオドと同等のポーズを与えること．次に，その前後の2つのセンテンスを強くつなぐことです．セミコロンは**センテンスを切りつつつないでいる**のです．英文はワンセンテンスワンメッセージが基本ですので，1つのメッセージが終わればそこがセンテンスの終わりです．しかし，次のセンテンスの内容が最初のセンテンスの内容と関連性が強い，あるいはその強い影響を受けているとき，2つのセンテンスの**つかず離れ**

301

ずの距離感を示唆するためにセミコロンを使います．読者はセミコロンがあることで，全く別の内容のセンテンスに移行するのではなく，**最初のセンテンスと関連性の強い内容が続くことを期待**します．

最初の例文はセミコロンを使わず and でつないだ例です．2 つのセンテンスの関連性が曖昧のうちに情報が漫然と展開されています．ちょうど，日本語の「〜ですが，…」のような感覚でしょうか．

例文 1-1：

> ジョンはソフトウェア開発者で，ソフトウェア・プログラムのコーディング，テスト，デバッグを担当している．
> △ John is a software developer, and he is responsible for coding, testing, and debugging software programs.

次に，and を使わず，セミコロンを使った例です．セミコロンがあると，読者はそこにピリオドと同等のポーズを感じ，それ以降にその結果や詳しい説明などの関連情報が展開されることを予測できます．

> ○ John is a software developer; he is responsible for coding, testing, and debugging software programs.

セミコロンを使用することで，文のつながりが明確になり，読み手の情報理解を助けます．センテンス全体のバランスもよくなります．読者にとっては，**2 つの情報の関連を追跡する負担が軽減**され，楽になります．これも 1 つの読者期待といえます．

例文 1-2：

> アルコールは，社交不安障害（社交恐怖）の患者が乱用することが最も多い物質である．そのため，社交不安を抱える人は，それを抱えない人よりも 2〜3 倍の確率でアルコール関連障害を発症しやすい．
> ○ Alcohol is the most commonly abused substance among patients with social anxiety disorder (social phobia); individuals with

> social anxiety are two to three times more likely than those without the condition to develop an alcohol disorder.（SUD, p.707）

接続副詞を使うこともあります．それは，セミコロン後のセンテンスが長かったり複雑であったり，誤解がないようにする場合です．代表的な例は，"〜; for example,…"，"〜; however,…"，"〜; that is,…"，"〜; therefore,…"，"〜; namely,…"，"〜; furthermore,…"などがあります．

例文 1-3：

> 患者の手術は成功したが，術後の回復期に発作が合併したため，神経内科の受診が要請された．（PCS, p.40）
>
> ○ The patient's surgery went smoothly; however, her postoperative recovery was complicated by a seizure, and a neurology consult was requested.
> △ The patient's surgery went smoothly. However, her postoperative recovery was complicated by a seizure, and a neurology consult was requested.

☞確かに，最初の例文では，"〜; however,"まで読んだときに，患者の手術は成功したものの何らかのよくない情報が続くことが予測されます．しかし，後のほうの例文では，"〜. However,"まで読んだとき，どのような逆説的な情報が続くのかは判然としません．しかも，短くセンテンスを切ることで情報不足であり，リズムもよくありません．このような場合，セミコロンでつないだ接続副詞があったほうが読者の理解はスムーズです．

セミコロンはまた，列挙された複雑な情報を区切って整理するときにも使います．

例文 1-4：

> 生体内では様々な物質の輸送が行われている．（1）可溶性栄養素の溶液，（2）固体の食物粒子，（3）〜などの気体がある．（EAR, p.217）

> - Substances are transported in living organisms as: (1) solutions of soluble nutrients; (2) solids in the form of food particles; (3) gas such as….

2 コロンについて

　コロンは，その前のセンテンスが意味する**情報を具体的に列挙**するときや，**言葉や名言などを引用**するときに使います．**例文 1-4** もコロンを使った例です．注意点は，コロンの前のセンテンスは完結したセンテンスでなければならないことです．**例文 1-5** の最初の例文はセンテンスが完結しないうちにコロンが使われています．工夫が必要です．

例文 1-5：

> 学会では，講演，ワークショップ，ポスターセッションが行われた．（PCS, p.46）
> - ✗ The conference included: lectures, workshops, and poster sessions.
> - ○ The conference included lectures, workshops, and poster sessions. （コロンなし）
> - ○ The conference included the following: lectures, workshops, and poster sessions.

3 ハイフンについて

　ハイフン（-）は最も短い線です．2つの単語をつなぐときに使います．

①**複合形容詞を作る例：**

> the 2003-2004 study, 3-month-old infant, short-acting benzodiazepines, physician-patient relationship, cutting-edge technology など

☞ この例の the 2003-2004 study は，エンダッシュ（後述 p.306 参照）の「2003–2004 年」という意味ではなく，2003 年と 2004 年をあわせた1つの単語として扱っています．

②**接頭語や接頭辞と単語をつなぐ例：**

> re-examination, self-administered, anti-inflammatory, post-traumatic など

③**ハイフンでつながない例：**

単語を数字やアルファベット文字とハイフンではつなぎません．

> ○ type A diabetes, study 2 protocol
> ✖ type-A diabetes, study-2 protocol

4 ダッシュについて

ダッシュには4つの種類があります．

①**エムダッシュ（em dash）**：(—), [Ctrl キー] + [Alt キー] + [ハイフンキー]
　エムダッシュが最も一般的に使われるダッシュです．エムダッシュのメリットは，**流れを突然の強い力で遮断し注意を引きつけられる**ことです．多くの解説書が sudden change や sudden interruption という言葉でこのことを説明しています．文中で語句を強調したいときや，文章の区切りを強調して示すときに使います．例えば，同格の情報を挿入する，言い換える，注釈を加えるときなどです．視覚的にもリズムや変化をつけられます．

例文 1-6：

> 医師は，患者にとって最高のもの，つまりできるだけ長寿命でありながら最高の生活の質を求めていた．（PCS, p.58）
> The physician wanted the best for his patient—the most quantity and the best quality of life.
> クルーガー博士の専門はマイコロジー，すなわち菌類の研究だ．（WHH, p.732）
> Dr. Kruger's specialty is mycology—the study of fungi.

確かに，カンマやコロンにはこのような強い力はありません．使いかた次第では，単なる同格や言い換え以上の力強い文末強調を得ることが可能です．

②**エンダッシュ（en dash）**：(–)，［Ctrl キー］+ ［ハイフンキー］

　エンダッシュは，**範囲を示す**ときに使われます．例えば，**日付や数字の範囲**を示すとき，場所の範囲を示すとき，**人名の結合**を示すときなどです．エンダッシュはエムダッシュよりも短いダッシュです（注：エンダッシュとエムダッシュの長さの違いは，nとmの長さの違いです）．ハイフンと混同されがちですが，ハイフンよりも長く，役割も異なります．

例文 1-7：

> The conference will be held on Monday–Friday, July 8–12, 2024.
> 会議は 2024 年 7 月 8〜12 日に開催されます．
> Please refer to pages 45–50 for more information.
> 詳しくは 45〜50 ページを参照してください．
> Tay–Sachs disease was named after two doctors: Warren Tay and Bernard Sachs.
> テイ・サックス病はウォーレン・テイとバーナード・サックスの 2 人の医師にちなんで命名された．

③**ダブルエムダッシュ（2-em dash）**：(⸺)

　ダブルエムダッシュは，単語や文中に欠けた文字があることを示すときに使われます．

例文 1-8：

> The written informed consent was signed by J⸺ on August 5.
> インフォームドコンセントは 8 月 5 日に J〇〇さんがサインした．

④**トリプルエムダッシュ（3-em dash）**：(⸻)

　トリプルエムダッシュは，文中に欠けた単語または不明な単語があることを示すときに使われます．

例文 1-9：

> The patient was referred to Dr. ──── for treatment.
> 患者は〇〇医師に紹介された．（PCS, p.61）

ハイフンとダッシュの長さの比較（短い順に）：
・ハイフン：(-)
・エンダッシュ：(–)
・エムダッシュ：(—)
・ダブルエムダッシュ：(──)
・トリプルエムダッシュ：(───)

コロンやダッシュなどを上手に使うと，視覚的な効果も手伝って，英文は力強く引き締まります．使わない手はありません．ただし，私がネイティブに尋ねた限りでは，ハイフンとダッシュをこのように使い分けている人はいませんでした．「短いハイフン」と「長いダッシュ」があり，長いダッシュを使うとより強調されるという理解で使い分けているだけでした．特に，エンダッシュとエムダッシュが区別されているようには思えません．それが現状ですが，正しい用法を知っていることは重要です．

2 » ヒント2：センテンスの長さに変化をつける

　科学英語はともすれば長いセンテンスになりがちで，これを避けるためにセンテンスの長さに変化をつけることがよいとされています．「長いセンテンスだけの文章はむずかしく感じ，短いセンテンスだけの文章は細切れに感じ，中くらいの長さのセンテンスだけの文章は退屈に感じる」（WSP, p.63）からです．ネイティブは，この**センテンスの長さに変化をつける**ことに，私たちが想像する以上に気を遣っています．

例文 2-1：

> △ One of the major goals of conservation biology is to conduct

scientific research that will aid in the preservation of natural landscapes. (**22語**) Of particular concern to scientists and environmentalists are natural areas that have remained relatively undisturbed for long periods of time. (**20語**) These areas often serve as habitats for a variety of plant and animal species that are not found in more disturbed areas. (**22語**) Accordingly, these lands are often set aside as protected areas. (**10語**) These areas, although protected from urbanization and development, are often subject to high levels of disturbance from recreational activities. (**19語**) Thus, land managers must struggle to find an acceptable balance between biological and social management objectives. (**16語**)

保全生物学のおもな目標の1つは，自然景観の保全に役立つ科学的調査を行うことだ．科学者や環境保護活動家が特に懸念しているのは，長期間にわたって比較的開発が進んでいない自然地域だ．これらの地域は，開発が進んだ地域にはみられない，多様な動植物種の生息地となっていることが多く，保護区に指定されることも多い．これらの地域は，都市化や開発から保護されているとはいえ，再開発活動によって高いレベルの環境破壊にさらされることが多い．そのため，土地管理者は，生物学的管理目標と社会的管理目標の間で，許容可能なバランスを見つけるのに苦労することだろう．

○ Conservation biologists strive to preserve natural landscapes. (**7語**) They are particularly concerned with areas that have a long history of protection where a variety of plants and animals can be found that are absent from more disturbed areas. (**30語**) Often however, these areas are subject to high levels of disturbance from recreational activities. (**14語**) By providing quantitative data on the effects of recreation on the surrounding biota, conservation biologists can help land managers find a balance between social and biological demands. (**27語**)

保全生物学者は自然景観の保全に努めている．特に，開発が進んだ地域には存在しない多様な動植物が生息する，長期間にわたって保護されて

> きた地域に関心をもっている．しかし，このような地域は，再開発活動によって高いレベルの環境破壊にさらされることが多い．再開発が周囲の生物相に及ぼす影響について定量的なデータを提供することで，保全生物学者は，土地管理者が社会的需要と生物学的需要の間のバランスを見つけることを支援することができる．

英語ネイティブは，センテンスの長さに私たち日本人が想像する以上に配慮しています．ときには，単調さを避けるために，**短いセンテンスを意図的に挿入**することもあります．次の例文の下線部は，［主語＋述語＋補語］のシンプルな構造で余計な情報を含みません．非常に強い主張を感じます．短いセンテンスは決して弱くなるのではなく，使いかた次第では，このように逆にパンチの効いた強いセンテンスになります．

例文 2-2：

> ● Our literature review provided a comprehensive analysis of the existing research in the field. <u>However, further studies are needed</u>. In the future, we need to focus on the development of new interventions to improve patient outcomes.
>
> われわれの文献レビューはこの分野の既存研究を包括的に分析したものである．しかし，さらなる研究が必要である．今後は患者の転帰を改善するための新しい介入の開発に焦点を当てるべきだ．

3 ヒント3：能動態と受動態の使い分け

能動態か受動態かの問題に悩まされることは多いです．主語が主語位置の情報としてふさわしい情報かどうかで態が決まります．態を変えるとセンテンスのフォーカス（焦点）が変化します．

例文 3-1：

> エアロゾル溶液を加えて火炎面を見えるようにした．（EAR, p.66）
> 🟠 An aerosol solution was added to make the flame front visible.
> △ We added an aerosol solution to make the flame front visible.

　実験の手順を説明するときなどに能動態か受動態かの問題に遭遇します．この例文の場合，「エアロゾル溶液を加えた」ことが重要か，それとも「エアロゾル溶液を加えたのはわれわれである」ことが重要かを考えると，自ずと通常は最初の例文がふさわしいことがわかります．しかし，もし行為者が誰であるかを伝えることが重要であれば 2 つ目の例文が適切です．

　we の使いかたにも注意が必要です．we も I も多用すると「われわれは～！」や「私は～！」といった強い主張を生む言葉です．そもそも主語という主張の強い位置に，we や I という主張の強い言葉がさらに重なることは，どちらかというと冷静に淡々と論理的に説得を試みる論文などの科学英語にはふさわしくありません．科学英語では We～や I～を避ける傾向にあるのはこのような理由があります．

　能動態か受動態かの問題に様々な解説書が様々な解説を試みていますが，＜文頭の情報としてその主語が適切かどうか＞を考えることで，この問題はほとんど解決します．**Chapter 3** の**ルール 1**（p.202）で次の例文を紹介しました．

> ✎ "Jill is loved by Jack" is the story of Jill. "Jill" is a context from which all the rest of the information proceeds.
> "Jill is loved by Jack." はジルが主人公の物語だ．物語はジルで始まり，ここからすべてが始まる．

　主語を情報の「起点」と考え，主語の位置にふさわしい情報が決定すると，さらにその主語にふさわしい態も自然に決定します．ちなみに，このように受動態を使うことで文意がより明確に伝わることがあります．このような受動態を "good passive" といいます．Gopen は good passive の効用を次のように説明しています．

> 🖉 Good passive: If it is the only way to make the grammatical subject state whose story the sentence is.
> 意味上の主語を文頭に置いてそれがセンテンスの主人公であることを明確にする唯一の方法，それが good passive だ．（GRE, p.55）

　また，能動態か受動態かの問題については，前のセンテンスとの関係も考慮しなければなりません．**Chapter 3** の**ルール 7**（pp.212〜213）で，前のセンテンスからあとのセンテンスに情報が引き継がれる様を「情報のバトンリレー」と例えましたが，このバトンの受け渡しを上手に行うために，前のセンテンスから受け取った新規情報を既知情報として文頭に置くことは多いです．そのための工夫の 1 つが受動態を使うことです．

例文 3-2：

> 激しい頭痛の後に意識を失った 60 歳の男性が当院に搬送されてきた．患者は直ちに ICU に移された．
>
> ● A 60-year-old man who lost consciousness after having a severe headache was transferred to our hospital. The patient was immediately admitted to the ICU.

☞ 患者が搬送されてきたという情報を受けて 2 つ目のセンテンスは patient を主語にしています．2 つのセンテンスの流れをスムーズにするためです．patient を主語にすると態は自ずと受動態になります．

4 » ヒント 4：and の多用を避ける

　and を多用して理解しにくい英文になった経験は誰にでもあります．意味の誤解はなくてもあまりセンスのよい英文ではありません．英語ネイティブも別の表現に言い換えて and を多用しないように工夫しています．

例文 4-1：

> AとBとCとDが最も利用されている解決策だ．（EAR, p.98）
> ✘ A and B and C and D are the most used solutions.
> ⭕ A and B, along with C and D, are the most used solutions.

☞ 2つ目の英文では，文脈次第ではAとBがCとDよりも重要であることを示唆するので注意が必要です．ほかにも次のような表現が可能です．

> ⭕ A, B, C, and D are the most used solutions.
> ⭕ A as well as B, C, and D are the most used solutions.
> ⭕ Not only A and B but also C and D are the most used solutions.
> ⭕ Both A and B as well as C and D are the most used solutions.

例文 4-2：

> 1月にそちらの研究室にお伺いすることができます．指導教授の許可があれば2月と3月もお伺いできます．（EAR, p.98）
> ✘ I could visit your lab in January and February and March if my professor agrees.
> ⭕ I could visit your lab in January. I could also come in February and March if my professor agrees.

例文 4-3：

> その患者は当院に入院して血液検査と画像検査を受けたあと，専門医に紹介されて診断を受け，薬を処方された．
> ✘ The patient was admitted to our hospital and he underwent blood tests and imaging tests, and then was referred to a specialist and received a diagnosis and was prescribed medication.
> ⭕ After being admitted to our hospital, the patient underwent blood and imaging tests. On the basis of the findings, a specialist diagnosed his condition and prescribed his medication.

次の例は and の多用でありませんが，改善の余地はあります．

例文 4-4：

> 患者は倦怠感，筋力低下，関節痛，めまいなどを訴えた．
> ✘ The patient reported fatigue, muscle weakness, joint pain, and dizziness.
> ○ The patient reported multiple symptoms, including fatigue, muscle weakness, joint pain, as well as dizziness.

Gopen は and の使用に対し次のように述べています．

> ✎ Whenever an "and" connects two main clauses, it fails to tell a reader how to connect those clauses. Best avoid this structure.
> and で 2 つの主節をつなぐと，読者にはそれらの主節の関係がわからない．できる限りこの構造は避けなければならない．（GRE, p.99）

and を多用した英文を理解しにくいと感じるのは私たち日本人だけではありません．英語ネイティブも同様であり，それを避けるために別の表現に言い換えて and を多用しないように，様々な工夫をして英文を作っています．

5 » ヒント 5：「〜がある，存在する」を there is/are で表現しない

　科学英語では there is/are はあまり使われません．その理由は，①そもそもこの表現は，「ほら，こんなところに〜がある」と，**新しい話題を導入**するときの表現である，②意味上の主語の導入が遅れる，③本来伝えたい主張や対象が不明瞭になりがちである，からです．科学的な主張や議論を行う科学英語で主張が曖昧な there is/are の使用頻度が低いのは当然です．

例文 5-1：

> 治療群では，コントロール群に比べ，対象のマーカーを発現する細胞の数が有意に増加した．（PP より）
> △ There was a significant increase in the number of cells expressing the targeted marker in the treated group compared to the control group.
> ◯ The number of cells expressing the targeted marker increased significantly in the treated group compared to the control group.

例文 5-2：

> 観察された差は実験条件の違いに原因がある可能性がある．（PP より）
> △ There is a possibility that the differences observed are due to variations in experimental conditions.
> ◯ The differences observed may be due to variations in experimental conditions.

例文 5-3：

> 気候変動が生物多様性に及ぼす影響についてもっと多くの研究が必要だ．
> ✘ There is a need for more research on the effects of climate change on biodiversity.
> ◯ More research on the effects of climate change on biodiversity is needed.（PP より）

6 » ヒント6：関係詞 which と that の使い分け

　関係詞の which と that の使い分けは私たち日本人にとってはなかなかむずかしい問題です．＜先行詞が物のときの関係詞は which と that のどちらでも使えるが，that のほうがより限定感が強い＞という理解だけでは使いこなせません．

that を使うとき，ネイティブの頭のなかでは，**その先行詞をほかと区別する意識**が働いています．すなわち，＜ほかならぬこの名詞＞を説明するという意識です．which にはその先行詞を他と区別する意識が働きません．"すべて"についていえることが which 以下に示されます．これが which のコアイメージです．which は補足的な情報を追加しますが，それは**すべての先行詞についていえる**ことです．

したがって，基本的に which と that を相互交換的に使うことはできません．次の例文では，先行詞以外のほかの名詞が意識されている状況で，＜ほかならぬこの名詞＞の説明がなされています．このようなときに which を使うことはできません．

例文 6-1：

> 私の勤務する製薬会社には多くのオフィスがあるが，私はロンドンのオフィスで働いている．
> 〇 Our pharmaceutical company has many offices, and I work for the office that is in London.

☞ ロンドン以外にもオフィスがあるが，自分が働いているのはそのなかでもロンドンのオフィスであることが示唆されます．

> ✗ Our pharmaceutical company has many offices, and I work for the office which is in London.

☞ which は，すべての先行詞（ここではすべてのオフィス）についていえる情報が続くときに使います．ここで which を使うと奇妙な印象を与えます．

先行詞が人物のときの関係詞：who か that か？

先行詞が人物のときも関係詞に that を使うことがあります．who と that はどのように使い分けるのでしょうか？ 実は，who には which 同様に＜ほかならぬこの名詞＞を説明する意識が働きません．先行詞が人物のとき，その**先行詞を限定的に説明したいときは who ではなく that** を使います．

例文 6-2：

> 私は，社会学を教えているスミス教授ではなく，経済学を教えているスミス教授と共同研究をしている．
> - I collaborate with the Professor Smith that teaches economics, not the Professor Smith that teaches sociology.
> - I collaborate with the Professor Smith who teaches economics, not the Professor Smith who teaches sociology. （EAR, p.44）

who は**先行詞を限定する力が弱い**ので，次の例文のように，非制限的な意識で使います．

例文 6-3：

> 政治学を教えているジョーンズ教授は 45 歳です．（EAR, p.44）
> - Professor Jones, who lectures in political sciences, is 45 years old.

☞ この場合，決してジョーンズ教授が何人かいて，そのなかでも政治学を教えているジョーンズ教授について説明しているわけではありません．

7 ヒント 7：which で情報をつないで曖昧で長いセンテンスをつくらない

　確かに，長くなっても which で情報をつないでワンセンテンスにしなければならないときもあります．しかし不用意に長いセンテンスをつくってしまうのは危険です．長いセンテンスがつくれると英作文に上達したような錯覚がありますが，長い英文は決して好まれません．長い英文はネイティブが読んでもわかりにくいことが多いからです．

　一方日本語は，長い文章でも紡ぎやすく，また読みにくいわけでもありません．長い日本語原稿であってもわかりやすいからといってそのまま英語に置き換えると，読みにくい英文に仕上がってしまいます．

　which で情報をつないで曖昧で長いセンテンスになるよりも，センテンスを

分割することが推奨されています．

例文 7-1：

> エチルアセテート相を窒素気流下で乾燥させ，溶離液 B を 50 mL 加えて再溶解させた．（EAR, p.48）
> - ○ The ethyl acetate phase was dried under a gentle stream of nitrogen, and was then re-dissolved with 50 mL of the eluent B.
> - △ The ethyl acetate phase, <u>which</u> had been dried under a gentle stream of nitrogen, was then re-dissolved with 50 mL of the eluent B.

☞ 2 つ目の例文では which 節と先行詞の関係が曖昧です．「もともと乾燥させていたエチルアセテート相を再溶解させた」のでしょうか？ それとも「エチルアセテート相を乾燥させて，次に再溶解させた」のでしょうか？ このセンテンスでは不明です．このような英文をつい作ってしまいがちです．

8 ヒント 8：先行詞と関係詞を離さない

　英文は，関連しあっている単語を離してはならない，という大原則があります．160 ページの図は，「英文は関連しあう単語を離してはならない」も示唆しています．先行詞と関係詞も大いに関連しあっており，その間を離してはなりません．しかし，複雑な内容を表現する英文を作るとき，先行詞と関係詞の間に語句を挿入してしまいがちです．特に which の使いかたには要注意です．場合によっては意図が伝わらないこともあります．

　次の例文の筆者の意図では，先行詞は a set of common rule でしたが，Table 2 が先行詞であると解釈される可能性が大いにあります．

例文 8-1：

> 各言語の特徴は，表 2 に報告されているように，その言語を特徴づける独自の規則があることであり，その規則がその言語の構造を決定づけている．（EAR, p.48）

> ✖ Each language is characterized by a set of common rules as reported in Table 2 <u>which</u> highlights the structure of that particular language.
> ⭕ Each language is characterized by a set of common rules, as reported in Table 2. <u>This set</u> highlights the structure of that particular language.

9　ヒント9：現在完了は現在時制の表現型の1つ

　現在完了をどのような状況で使うかは悩ましい問題です．現在完了は決して過去と現在の間の時制ではなく，"現在時制の表現型の1つ"です．現在のことについて述べているのです．まずこの認識をもつことが必要です．新しい発見や，新しい技術の開発，研究の背景，研究の進捗など，実際に起きたのは過去の時点であっても，その影響や結果を現在という時制のなかで"今に感じる"ときに現在完了を使います．

例文 9-1：

> 認知症は，先進国で増加しつつある問題であり，〜を引き起こすことが知られている．われわれは認知症の治療法について考察した．（EAR, p.50）
> ⭕ Dementia is an increasingly common problem in advanced societies and is known to cause…. We <u>have discussed</u> a treatment for dementia.

　研究で**達成できたことを論文の結論のなかで総括するとき**にも現在完了を使います．

例文 9-2：

> 結論：われわれは新しい英語教育方法を提示した．〜であることを示し，3つのケースを説明した．（EAR, p.52）

> - ○ Conclusion: We <u>have presented</u> a new methodology for teaching English. We <u>have shown</u> that…. We <u>have described</u> three cases where….
> - ✗ Conclusion: We <u>presented</u> a new methodology for teaching English. We <u>showed</u> that…. We <u>described</u> three cases where….

ジャーナル側との連絡のなかで，**論文に加筆や修正を行ったことを伝えるとき**などにも現在完了を使います．現在時制のなかで語るからこそ相手に情報が"ひしひしとした臨場感"をもって伝わり，相手はその確認を促されることになります．

例文 9-3：

> 新しい図を追加し，表3を削除しました．結論は完全に書き直しました．（EAR, p.50）
> - ○ We <u>have added</u> a new figure. Table 3 <u>has been</u> deleted. The conclusions <u>have been</u> completely rewritten.

10 ヒント10：論文の各パートでの時制の使いかた

論文の各パートでどの時制を使うべきか迷うことがあります．これまでに獲得している文法観に加えて知っておくべき，いくつかの基本ルールを紹介します．

> 現在形：発表されたばかりで，現在重視されている研究について述べる
> 例：Smith reports that……．
> 現在完了形：近年発表され，現在も知的価値を保っている研究について述べる
> 例：Smith has reported that……．
> 過去形：過去のある時点で発表された研究であることを述べる
> 例：Smith reported that……． (MWP, p230)

論文の各パートでどの時制を使うべきという厳密なルールはありません．次の

ようなおおよその原則があります．

序論では

研究背景を説明するとき：現在形
　例：However, the molecular mechanism of…is not well understood.
過去の文献に言及するとき：過去形
　例：In 2010, Smith et al. suggested……．

方法では

自分の実験手順を説明するとき：過去形
　例：In our procedure, we used……．
確立された他の実験手順に言及するとき：現在形
　例：The sample is mixed with the reagent and incubated at 37°C for 60 minutes.

結果では

結果を説明するとき：過去形
　例：Patients had a median of……．

注意：過去の他者の研究の結果に言及するとき，それが現在では一般的事実と認められていれば，Smith et al. (2020) find that…などのように現在形を使う．

考察では

結果を解釈するとき：過去形
　例：Our study showed that……．
結果が有効であり今後の研究につながる可能性があるとき：現在形
　例：Our findings suggest that……．

結論では

結論を総括するとき：現在完了

例：We have presented…….
結果に言及するとき：過去形
　　例：We found…….
未来を展望するとき：未来形
　　例：In the future, we will have to…….

おわりに

和文英訳の《体幹》を鍛えよう！

　かねてから世界の英文法家は英文ライティングをどのように教えているのかに興味がありました．学習し，学びが蓄積されていくうちに，学校で習った英文法の上にさらに積み上げなければならない英文法があることを知り，本書の和英篇を執筆するに至りました．個人的な英文法観に陥るのではなく，できるだけ多くの世界の文法家の知見を紹介しています．

　しかし，文法理解は人によって微妙な差があり，文法に厳密にこだわれば誤りでも，許容されつつある表現もありました．言葉は生きており，使いかたは常に進化していることを考えると当然です．また，本書は決して網羅的ではありません．私たちが知るべきことだけ，知って得することだけを厳選しています．すでに習得済みの文法事項はできるだけ割愛しました．まだ学習していない知識を補うことが目的です．日本人にとって盲点となっている点に着目して，新しい視点から英文ライティングのスキルアップをアドバイスしたいと思います．

　英文法の枝葉末節の解説ではなく，《和文英訳の体幹を鍛える》ことを行います．それが，英語とはかけ離れた日本語を母語とする私たちの和文英訳の弱点を克服することにつながるからです．常々思うことですが，上手な英文を書くためには，英文ライティングのための思考回路を手に入れなければなりません．表面的な知識をいくら学んでも，日本語の思考回路のまま英文を書いていては，日本語英語の域を脱することはできません．《和文英訳の体幹を鍛える》ことを目指しましょう．

　英語と日本語の違いを問い続けると，わずか26文字のアルファベットを使って直線的な情報配列をせざるを得ない英語と，英語とは真逆の情報提示を行っている日本語の相違がみえてきます．英文は一見，起伏のない平坦なアルファベットの羅列ですが，よく観察すると，その構造に様々な強調が巧みに織り込まれていることに気づきます．和文英訳が上達するためには，この違いを理解することから始める必要があります．そうすることで英文が生き生きとみえてくるはずです．この理解を助けるためにいくつかの図を考案しています．

　例えば，156ページの図は［日本人の曲線的思考回路］で，160〜161ページ

の図は［西洋人の直線的思考回路］です．両言語の言語的思考回路はこのように大きくかけ離れています．164 ページの図は［強調のヒエラルキー］の図です．日本語は，英語と比較すると意味上も発音上も強調はおおむねフラットですが，英文の構成要素には強調のヒエラルキーが明確に存在し，このヒエラルキーに従って重要な情報が強調されています．220 ページの図は［英文センテンス構造の可視化］の図です．英文の構造そのものを可視化するとこのようになります．その他にも，［since と because のセンテンス構造の違い］の図（p.177）や，［purpose と aim と objective と goal の関係図］（p.270）などを示しました．このように図解することで，英語ネイティブの頭の中にある"情報配列のクセ"をわかりやすく可視化できたと思います．日本語と英語の根本的な違いはこのようなところにあります．これらを知らずに和文英訳の上達はあり得ません．

英文構造の理解を一歩進めて，そこに生き生きとしたリズムを感じとれるようになることを目指します．きっと英作文力に大きな違いが生まれるはずです．和英篇から学んでいただきたいことは，

①英文を構成する各要素には，**ヒエラルキーに従った意味の強弱**があること．
②英文中の強い意味の置かれている箇所を **stress position** といい，ネイティブは強調したいことをこの stress position に置きながら英文を書いていること．
③英文を強調の置きかたで分類すると，**約 9 パターンに分類**できること．
④英語ネイティブは英文を読むとき，知りたい情報が知りたい順番で提示されることを期待しながら読んでいること．この期待を **reader expectation**（読者期待）ということ．
⑤英語ネイティブは英文を書くとき，**読者期待に沿うように情報を配置**しながら書いていること．読む側と書く側の"あうんの呼吸"で英文の情報の流れは形成されていること．
⑥英文中では，**隣接する単語や語句がお互いに密接に関連**しあっていること．これらを離したり，配列の順番を誤ったりすると，意味が正しく伝わらないこと．
⑦英文が運ぶ情報には，**新規の情報**と**既知の情報**があること．
⑧英文は，**骨格**（主語，述語，目的語の配置）**の構造をできるだけ早く**（文頭または文前半で）**明らかに**しなければならないこと．
⑨英文は，重要な内容はセンテンス後半または末尾に置かれる傾向があること．これを **End Focus**（文末焦点）ということ．

そのほかにも，陥りやすい文法ミスを防ぐために，nominalization（名詞化），parallel structure（パラレル構造）などの文法事項を熟知しておくべきでしょう．なかなか使い分けられない単語，表現などを紹介しています．これらの英作文の武器をぜひ手に入れて下さい．

　英文構造を芯から理解できなければ，良質な英文は書けません．そもそも書き手の意図を正しく理解しながら読むことさえむずかしいでしょう．和英篇ではこの問題を解決するためのいくつかのヒントを示しました．根本的に重要なことを学ばなければ，《英語の体幹》は鍛えられません．著者もまだまだ道半ばであり，みなさんと一緒に英文ライティングを上達させたいと思っています．

　本書の編集は新しい試みであり，至らぬ点は少なくありません．今後さらに改良を重ねたいと思います．この他に類を見ない本書の編集を可能にしていただいた田邉栞さんをはじめ編集部の皆さんには，私の遅い筆をいつも辛抱強く待っていただきました．この場をお借りして感謝いたします．

2024 年 11 月
前平謙二

著者略歴

■田宮　聡　Satoshi Tamiya

1961年広島生まれ．1986年広島大学医学部卒業．東京都立松沢病院，広島大学医学部神経精神医学教室，県立広島病院等勤務を経て，1994年より渡米．米国医師免許を取得し，カール・メニンガー精神医学校とベイラー医科大学の臨床研修，およびトピーカ精神分析研究所のアカデミック・キャンディデイト・プログラムを修了．米国精神科専門医試験合格．現在，姫路市総合福祉通園センター（ルネス花北）および広島市こども療育センター勤務．児童精神科認定医，精神保健指定医，精神科専門医，子どものこころ専門医．米国精神医学会会員，米国児童青年精神医学アカデミー会員．

著書に『内科医，小児科医，若手精神科医のための青春期精神医学』（共著，診断と治療社，2010），『ケースで学ぶ自閉症スペクトラム障害と性ガイダンス』（みすず書房，2019），訳書に『カプラン臨床精神医学テキスト第3版　DSM-5診断基準の臨床への展開』（監訳，メディカル・サイエンス・インターナショナル，2016），『虐待された子どもへの治療　第2版　医療・心理・福祉・法的対応から支援まで』（共訳，金剛出版，2019），『自閉症スペクトラム障害とセクシュアリティ』（明石書店，2020），『自閉症スペクトラム障害とアルコール』（翻訳協力，明石書店，2022），『カモフラージュ―自閉症女性たちの知られざる世界』（共訳，明石書店，2023）などがある．

■前平謙二　Kenji Maehira

医学論文翻訳家．大学で英語を学んだあと，宣伝・広告のビジネスの世界へ．英語が公用語のグローバル企業に長年勤務し，高い英語運用能力とグローバルコミュニケーション能力を習得．もともと翻訳家を目指しており，二足のわらじを履きながら翻訳を学ぶ．投稿論文を英訳しているうちに，研究論文を発表することの意義に惹かれ，そのまま医学論文翻訳家の道へ．かねてから英語ネイティブの頭にある文章作法のロジックに興味があり，これを探求するなかで，日本人は根本的に『英語の体幹』が弱いことに気づき，本書の執筆につながる．HP：https://www.igaku-honyaku.jp/

資格：日本翻訳連盟ほんやく検定1級（医学薬学：日→英，科学技術：日→英）／英国翻訳通訳協会認定翻訳士（ライフサイエンス：英→日）／英語通訳案内士／実用英語技能検定1級

著書：「アクセプト率をグッとアップさせるネイティブ発想の医学英語論文」（メディカ出版，2017）

訳書：「ネイティブが教える　日本人研究者のための論文の書き方・アクセプト術」（講談社，2019），「ネイティブが教える　日本人研究者のための国際学会プレゼン戦略」（同，2022），「ネイティブが教える　日本人研究者のための論文英語表現術」（同，2024），「ブランディングの科学」（朝日新聞出版，2018），他

- ｜JCOPY｜〈出版者著作権管理機構 委託出版物〉

 本書の無断複写は著作権法上での例外を除き禁じられています．複写される場合は，そのつど事前に，出版者著作権管理機構（電話 03-5244-5088，FAX03-5244-5089，e-mail：info@jcopy.or.jp）の許諾を得てください．

・本書を無断で複製（複写・スキャン・デジタルデータ化を含みます）する行為は，著作権法上での限られた例外（「私的使用のための複製」など）を除き禁じられています．大学・病院・企業などにおいて内部的に業務上使用する目的で上記行為を行うことも，私的使用には該当せず違法です．また，私的使用のためであっても，代行業者等の第三者に依頼して上記行為を行うことは違法です．

医療者のための英語の書きかた・読みかた・訳しかた
英語脳の体幹を鍛えるトレーニング

ISBN978-4-7878-2621-3

2024年12月20日　初版第1刷発行

著　　者	田宮　聡，前平謙二
発 行 者	藤実正太
発 行 所	株式会社 診断と治療社

〒100-0014　東京都千代田区永田町2-14-2　山王グランドビル4階
TEL：03-3580-2750（編集）　03-3580-2770（営業）
FAX：03-3580-2776
E-mail：hen@shindan.co.jp（編集）
　　　　eigyobu@shindan.co.jp（営業）
URL：http://www.shindan.co.jp/

表紙デザイン	株式会社 オセロ
印刷・製本	日本ハイコム 株式会社

[検印省略]

© 株式会社 診断と治療社，2024．Printed in Japan．
乱丁・落丁の場合はお取り替えいたします．